FISCHER

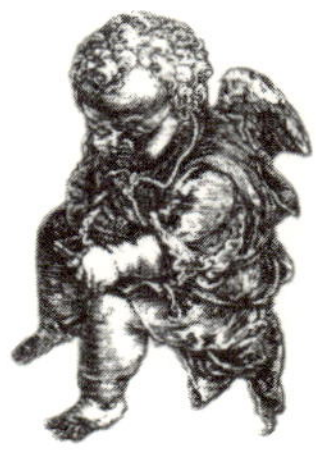

Alexander Wendt

Du Miststück

Meine Depression und ich

FISCHER

MIX
Papier aus verantwortungsvollen Quellen
FSC® C083411
FSC
www.fsc.org

Erschienen bei FISCHER Taschenbuch,
Frankfurt am Main, April 2016

Satz: Pinkuin Satz und Datentechnik, Berlin
Druck und Bindung: CPI books GmbH, Leck
Printed in Germany
ISBN 978-3-596-03539-7

»Clap along if you feel like a room without a roof / Because I'm happy.«

Pharell Williams

»Was bist du für ein Ritter, wenn du noch nicht einmal mit deinem nackten Hintern einen Igel töten kannst?«

Brief der Saporoscher Kosaken an Sultan Mehmed IV.

Inhalt

1 / Die Depression und ich, wir zwei

Vielleicht befindest du dich noch im Zustand A wie Abwehr, vielleicht bist du schon weiter, überlegst gerade selbst, in eine Klinik zu gehen, oder du sitzt schon drin, hast gerade deine Tasche neben das Bett gestellt und dir einen Tee geholt. Du möchtest jetzt in deinem Ratgeberbuch Tricks vermittelt bekommen, wie du die Depression von dir abtrennen und aus deinem Leben werfen kannst. Ein solcher Schnitt wäre tatsächlich eine Befreiung. Er funktioniert nur nicht. Die meisten Depressiven müssen lebenslänglich mit ihrer Krankheit zurechtkommen. Sie verschwindet ab und zu unter einer Oberfläche, manchmal von allein, meist mit medikamentöser Hilfe. Aber immer mit der Abschiedsformel des rosaroten Panthers: *Ich komm wieder, keine Frage*. Du musst also mit einem Zustand leben, den du dir nicht ausgesucht hast, an dem du nicht schuld bist und dem du höchstwahrscheinlich nie ganz entkommst. Das ist die erste Nachricht. Die andere: Du kannst mitbestimmen, *wie* du mit deiner lästigen Begleitung lebst. Du musst dich nicht unterwerfen. Du brauchst deine Autonomie nicht aufzugeben. Darum geht es in diesem Buch: um die Verteidigung der Autonomie trotz ungünstiger Bedingungen. Aber um ehrlich zu sein, welche zufriedene, gesunde Person hätte überhaupt einen Grund, über ihre Autonomie nachzudenken und einen Verteidigungsplan dafür auszuhecken? (Verzeih mir übrigens die Duzerei. Das ist sonst nicht meine Art. Aber in den Klinken mit den schrägen Türklinken herrscht unter den Patienten traditionell eine Art Gewerkschaftsdu.)

Für ungefähr vier Millionen Menschen in Deutschland gelten die international standardisierten Diagnoseschlüssel F 30 bis F 39, die alle Ausprägungen der Depression von leicht bis tödlich abdecken. Etwa 7000 Depressive begehen pro Jahr in Deutschland Suizid. Sogenannte schwere depressive Episoden zählen zu den potentiell tödlichen Krankheiten. Von denjenigen, die unter einer Major Depression leiden, töten sich etwa fünfzehn Prozent. Unter allen Erziehungsratgebern ist dieser Text deshalb vielleicht der einzige, dem wirklich eine gewisse Notwendigkeit innewohnt, weil er Leben retten kann.

Es kann zur Verzweiflung führen, wenn ein Autor versucht, über seine Depression zu schreiben. Beim Autor, versteht sich. Um sich verständlich zu machen, muss er zur Metapher greifen, dem schwächsten aller Stilmittel. Metaphern zur Depressionsbeschreibung fallen von Natur aus über die eigenen Füße, hinken oder stehen im Text wie Falschgeld. Die Depression, so heißt es in vielen einschlägigen Texten, schiebt sich wie ein Milchglas zwischen dich und die Welt. Leider verschwindet nicht nur die Welt hinter einer Wand, sondern auf eine komplizierte Weise auch die eigene Person. Depression bedeutet immer den Abschied vom Selbstverständlichen. Depressive verlieren als Erstes ihr Bild von sich. Nichtdepressiven kommt das unmöglich vor. Und auch demjenigen, der seine erste oder zweite Episode erlebt. Das eigene Bild gehört scheinbar organisch zu jeder Existenz, es kommt jedem, selbst demjenigen, der schon die gegenteilige Erfahrung hinter sich hat, so unverlierbar vor wie der Reisepass, den du im Flughafen schon in der Hand hältst.

»So hohl im Kopf macht mich die Traurigkeit / dass ich mit Mühe kaum mich selbst erkenne«, sagt Antonio, der schwermütige Händler in Shakespeares »Kaufmann von Venedig«. Wenn die Wand zwischen Ich und Welt als Erklärungsmodell nicht taugt, dann vielleicht der Fehler im biographischen Gewebe? Auch dieses Bild kommt in Beschreibungen regelmäßig vor, vor allem, wenn sich jemand die Frage stellt: Bekomme ich die Depression als Quittung für meine schlechte Kindheit? War ich bei der Auswahl meiner Eltern unvorsichtig? Habe ich eine falsche Abfahrt genommen? Zwar können manche Psychologen problemlos jede Depression auf die Kindheit zurückführen, notfalls mit viel Überzeugungskraft. Da aber umgekehrt nicht jeder Liebesmangel in der Kindheit zur Depression führt, taugt auch dieses Modell wenig bis nichts. Dazu kommt, dass die Depression sich über das Leben eines Depressiven auszubreiten pflegt wie eine systemische Vergiftung. Das heißt: Ab einem bestimmten Punkt bildet sie nicht mehr den Fehler im Gesunden. Sie etabliert sich als Normalität.

Leere, schwarzes Loch, Teilzeittod – kein Begriff und kein Vergleich trifft wirklich die Gestalt der Depression. Es braucht dafür schon ein Modell, am besten eines, das so schön und erschütternd ist wie das Bild in Andrew Solomons »The Noonday Demon. An Atlas of Depression«, auf Deutsch erschienen unter dem Titel »Der Schatten des Saturn. Die dunklen Welten der Depression«. Darin erzählt Andrew Solomon von einer Eiche, die ihm auf seinem Spaziergang dicht belaubt und kraftvoll erscheint.

Erst aus der Nähe sieht er, dass eine wilde Weinranke sie bis zur Krone überwuchert: »Es war schwer zu sagen, wo der Baum endete und wo der Wein begann.« Was er von weitem für das saftige Grün der Eiche hielt, war in Wirklichkeit ein zweites Wesen, eng verbunden mit dem Baum, der langsam unter seinem Okkupanten erstickte. Das entspricht genau der Dialektik einer tiefgehenden Depression. Sie gehört zu ihrem Träger, dem depressiven Menschen, sie schmiegt sich ihm an, umklammert ihn und verdrängt ihn durch ihr organisches Wachstum Stück für Stück aus dem Leben. Aus diesem Grund fällt es Nichtdepressiven so schwer, sich die Wirkung dieser Krankheit vorzustellen. Natürlich kann auch ein Diabetiker oder Allergiker zu dem Schluss kommen, dass ihn sein eigener Körper angreift. Aber diese Probleme lassen sich lokalisieren, von der Person trennen. Medikamente unterdrücken die Symptome meist effizient. Ein Diabetiker wacht nicht nachts um vier auf, ohne wieder einschlafen zu können. Er weint nicht grundlos. Ihm kommen Freunde nicht plötzlich wie unangenehme fremde Leute vor. Er fühlt sich nicht so, als würde er in einem engen Schacht stecken.

Meine erste depressive Phase erlebte ich 1999. Wie die meisten Depressiven vermied ich den Begriff Depression, ging nicht zum Arzt, nahm keine Medikamente, sondern wartete einfach ab. Es handelte sich um eine leichte Episode. Ich kam mit dieser Methode zurecht. Danach folgten zwei mittlere Episoden mit ärztlicher Behandlung und Medikamenten. Leider den falschen. Anfang 2014 kehrte die Depression auf eine Weise zurück, dass ich froh darüber war, einen Platz in einer psychiatrischen Klinik zu bekommen. Auf meine Medikamente freute ich mich. Jedenfalls erlebte ich ein dem Zustand angemessenes Freudesurrogat. Die Zwanzig-Milligramm-Pillen halfen tatsächlich. Sie helfen mir noch immer.

Auch wenn es paradox klingt, neben der Pharmazie führt in einer Klinik auch das vorübergehende Leben unter anderen Depressiven zu neuen Erkenntnissen. Wenn sich ein mittelschwerer Neuzugang die Geschichte eines chronisch Kranken mit Dutzenden Psychiatrieaufenthalten oder die einer Patientin mit dreißig Zentimeter langer Narbe am Unterarm erzählen lässt, dann erscheint ihm sein eigener Fall schlagartig leichter. Und selbst wer ähnliche Erfahrungen hinter sich hat, der interessiert sich für Techniken des Durch- und Davonkommens. Ohne die Hoffnung, irgendwie durchzukommen, lässt sich ein Buch über psychische Krankheiten weder schreiben noch lesen.

Merkwürdigerweise dauerte es sehr lange, bis sich die Vorstellung der Depression als Störung der Hirnchemie in der Gesellschaft durchsetzte, merkwürdig deshalb, weil der deutsche Nervenarzt Wilhelm Griesinger schon 1845 eine rationale Beschreibung der Krankheit veröffentlichte. Aber auch ohne das Studium psychiatrischer Schriften erkannten erstaunlich viele Betroffene, dass es sich bei dieser Krankheit um etwas anderes und zugleich Eigenes handeln muss. Der dänische Philosoph Søren Kierkegaard nannte seine Depression *die treueste Freundin, die ich habe,* Winston Churchill, in seiner manisch-depressiven Konstitution, schrieb von dem *schwarzen Hund,* der ihm regelmäßig zulief, um ihm dann wieder im Abstand hinterherzutrotten; der Autor Simon Borowiak, um eine Stimme aus der ganz und gar aufgeklärten Gegenwart zu nennen, spricht von seiner Lebensbegleitung als *garstige Vettel*. Schon wenn das Bedrohliche einen Namen bekommt, büßt es Macht ein. Ein imaginiertes Schattenwesen – Freundin, Hund, Vettel – besitzt gegenüber Solomons erstickender Ranke als Metapher sogar den Vorteil, einen Wechsel von Zuständen zwischen akuter Umklammerung und vorläufiger Lockerung zu beschreiben.

Das Miststück lässt sich nicht abschütteln. Aber erziehen. Es lässt sich durchschauen, beeindrucken, austricksen. Nie bis zu seiner Wirkungslosigkeit, aber eben auch nicht ohne Teilerfolg. Wie bei jeder Erziehung geht es erstens um Dominanz. Selbst jemand, der gerade seine Tasche in einer psychiatrischen Klinik auspackt, trägt immer noch die Krone eines autonomen Menschen. Er besitzt auch in der schlimmsten Störung immer noch Verstand und Willen und sollte sich das notfalls als Mantra aufsagen: *Verstand und Willen*, und sich die Krone der Autonomie bildlich vorstellen, mit Strass und blendender Aura. Zweitens gehören rote Linien zum Konzept jeder Erziehung. Ein Depressiver kann mit einiger Mühe so etwas wie einen Panikraum einrichten, in der er seine wichtigsten Erinnerungen, seine Vorstellungen von sich selbst und seine Beziehungen zu den wichtigsten Menschen verstaut, und er kann der Depression befehlen, diesen Raum niemals zu betreten. Notfalls muss er diese Schätze mit dem Flammenwerfer verteidigen.

Wie behält man am besten die Kontrolle gegenüber einem notorisch herrschsüchtigen Gegner? Durch Distanz. So, wie sich die Depression hauptsächlich von Selbstmitleid ernährt, reagiert sie außerordentlich empfindlich auf Humor. Die Schauspielerin Parker Posey schrieb: »Tiefe, tiefe Depression ist die Kehrseite der Comedy.« Zum Glück gilt das auch umgekehrt; jemand, der seine Depression als banales hirnchemisches Schicksal betrachtet, kann darin auch eine Grundkomik entdecken. Viele Betroffene beschreiben ihren Zustand mit dem Bild, dass ihnen plötzlich der Boden unter den Füßen weggezogen würde. Dieser Slapstick-Effekt lässt einen depressiven Menschen manchmal, mit Glück und vorläufig, eine kleine Strecke frei schweben.

2 / Den Stecker ziehen

Tag sechs.

Sieben.

Ich versuche es sportlich zu sehen.

Acht.

Die Tage plane ich durch, bestücke sie mit möglichst viel Arbeit und lasse sie mit einer Mischung aus Wein und Johanniskrautkapseln ausklingen, worauf ein etwas poröser Schlaf folgt, der meist gegen vier endet.

Tag neun und zehn.

Von David Foster Wallace stammt ein Modell für das Verhältnis einer depressiven Person zur Unerträglichkeit der Krankheit, das alle Depressiven sofort instinktiv als richtig erkennen, auch die leichten, nichtsuizidalen Fälle. Der psychotisch-depressiven Person, so schreibt er, gehe es wie einem Menschen, der im Obergeschoss eines brennenden Hochhauses festsitzt. Ihre Angst davor, mit vollem Bewusstsein in die Tiefe zu springen, unterscheidet sich in nichts von dem Schreckensgefühl, das jemand in einem intakten Hochhaus bei dem bloßen Gedanken entwickelt, er könnte abstürzen. Die Furcht bleibt in DFWs Modell also konstant, während der Schmerz der näherkommenden Flammen eine Variable darstellt: »Wenn die Flammen nah genug kommen, wird der tödliche Sturz die geringfügig kleinere von zwei Schreckensvorstellungen. Es geht nicht um eine Sehnsucht, sich herunterzustürzen, es geht um den Schrecken der Flammen. Und keiner unten auf dem Fußweg, der hochschaut und schreit ›nicht‹ und ›halt durch‹, kann verstehen, warum jemand springt.«[1]

Auf einer Skala von eins bis zehn – eins leichte Eintrübung, zehn ein Zustand, in dem jemand aus dem brennenden Hochhaus springt – liegt mein Problem ungefähr bei drei. Dreieinhalb, nicht mehr. Gut, vielleicht ab und zu direkt morgens nach dem Aufwachen und vorher in den Serienträumen von schweren Entstellungen meines Gesichts: bei vier. Ohne Medikamente kaum zu ertragen, mit Chemie aber gut.

Meine vorletzte Phase vor drei Jahren kommt mir im Rückblick schlimmer vor. Aber egal ob zwei, dreieinhalb oder vier, es geht immer darum, die Variable auszutesten: Wie weit muss die Unerträglichkeit vorrücken, bis die depressive Person tatsächlich Tabletten akzeptiert, die das Hirn umrühren? Bis sie den Tipp des letzten behandelnden Psychiaters befolgt und einfach mal in einer Klinik unverbindlich nachfragt, ob ein Bett frei ist? Vielleicht lässt sich der jetzige Zustand noch einen elften bis fünfzehnten Tag aushalten. Dann entschließt sich die depressive Person, vorläufig den Stecker zu ziehen. Für die Selbstmedikation, den Arztbesuch und den Anruf in der Klinik gilt im Prinzip das Gleiche wie für den Sprung aus der brennenden 20. Etage. Man will sich nicht zu früh entscheiden. Hätte ich jemand, den ich in diesen Schlamassel hineinziehen könnte, dann würde ich schreiben: »Liebling, ich spüre mit Bestimmtheit, dass ich wieder verrückt werde.«

Die Welt besteht aus einer grob verpixelten Umgebung und einem kleinen Ausschnitt, in dem allerdings eine scharfkantige Klarheit herrscht. Sie besteht im Wesentlichen aus der Erkenntnis, dass nichts darin – das Siebzehnuhrlicht des Cafés, Passanten, Dämmerung, Krähen im Formationsflug – etwas mit mir zu tun hat. Eine Stimme – definitiv nicht meine – sagt: *Aber das weiß man doch.* Die Widerwärtigkeit außen und die Hässlichkeit innen bilden ein feines Gleichgewicht aus Druck und Gegendruck. Straßen, Passagen, U-Bahnhöfe und auch die Leute dort bestehen aus fadenscheinigem Stoff.

Einem Experiment zufolge löscht oder verschiebt das Gedächtnis Informationen wesentlich besser, wenn die Versuchsperson den Raum verlässt. Je mehr Türen sie passiert, desto schwächer die Erinnerung beispielsweise an eine Zahlenreihe. Die Technik, Räume zu verlassen, um die ständigen Gedankenkreisläufe auf diese Weise zu durchbrechen, funktioniert bei mir so lala. Am besten dann, wenn der Raum sich selbst bewegt, also U-Bahn oder Straßenbahn. Es erweist sich generell als hilfreich, in Bewegung zu bleiben und die Zeit in kleine Abschnitte einzuteilen. Fünf Minuten zur U-Bahn. Vier Minuten mit der U-Bahn. Eine Viertelstunde Supermarkt.

Trotzdem gehen die Gedankenkreisläufe weiter und trampeln ihre Spur ins Gehirn. Es handelt sich dabei naturgemäß durchweg um öde, leere Signifikanten, die immer nur auf sich selbst verweisen. Ein Kreis beschäftigt sich mit der Idiotie meiner Erwerbsarbeit, ein zweiter mit der Krebshäufigkeit in meiner väterlichen Familienlinie. Drittens schieben sich Zufalls-Songzeilen wie nach dem Drücken der Shuffle-Taste dazwischen, immer nur zwei Zeilen pro Titel, da scheint es eine eiserne neurologische Regel zu geben. Was die Musikbegleitung angeht, habe ich in dieser Phase noch Glück: »Ground control to Major Tom / take your protein pills and put your helmet on.« Wenn David Bowie allerdings das zweihundertste Mal anspringt, dann ist das schlimm. Gegen den Erwerbsarbeitsthemenkreis sage ich mir immer wieder einen Vierzeiler aus dem »Kowalski« auf: »Es will mir nicht in den Kopf hinein / wie kann man nur so dämlich sein / wär'n Sie nicht grad mein Vorgesetzter / wär dieser Arbeitstag Ihr letzter.« Das hilft nur sehr bedingt. Wie man sich denken kann.

Merkwürdigerweise entspricht das gesamte Depressionsprogramm – Ablösung von der Welt, im Kreis laufen, Mantras aufsagen, als höchstes Ziel aus dem Kreislauf aussteigen – exakt dem Konzept des Buddhismus. Vielleicht existiert ja tatsächlich so etwas wie eine dunkle Zwillingsreligion mit 108 Büchern der verdrehten Synapsen und Mandalas aus Taubenscheiße.

Mein zerdetschtes und zwischen den Stufen zwei und dreieinhalb oszillierendes Gehirn beginnt mich als Person umzuformen. Auch das merke ich mit Bestimmtheit. Natürlich wehre ich damit nur die widerwärtige Welt ab. Die Widerwärtigkeit entsteht irgendwo in meinen Schläfenlappen, ich weiß, es handelt sich also nur um eine Rückspiegelung. Aber sag mal einem Menschen mit Nagetierphobie, dass er das lustige Fellknäuel mit Überbiss einfach streicheln soll.

Ich vermeide es, meinem Kollegen M. über den Weg zu laufen, und erst recht, mit ihm zu sprechen, obwohl ich ihn gut kenne, auch durch gemeinsame Kneipenbesuche, weil er mich (nachweislich) auf der Weihnachtsfeier mitten im Satz unterbrochen hatte. Ein Teil meines immerwachen Verarbeitungssystems sagt mir, dass er damit ein Programm speziell zu meiner Missachtung verwirklicht.

Unter diesen Umständen kann ich auch unmöglich D., den Gestalter meines nächsten Buches, zurückrufen oder seine Mails beantworten, weil er mich am Telefon angeschrien hatte wegen eines Internetkrams, den ich nicht verstehe, weil derartige Attacken meine Aufmerksamkeit für hakelige Dinge leider zerschießen. Das klingt so, als hätte ich die Kausalität verdreht. Aber wem die Gitterstruktur der Welt deutlich verrutscht, für den fädelt sich auch eine Kausalkette anders auf.

Um einmal eine Metapher zu vermeiden: Depression ist Wut ohne Objekt.

Tag sechzehn, dreieinhalb bis dreiacht, der Arabellapark sieht aus wie mit Blei übergossen. Von meiner vorletzten Behandlung liegen noch ein paar Mirtazapin in der Schublade, ein gelbes rhombenförmiges Zeug, das so subtil wirkt wie ein Hammer auf den Kopf, weshalb ich es 2010 nach ein paar Wochen abgesetzt hatte. Ich kann mich nicht entschließen, den Rest aufzubrauchen, und rufe meinen Doktor von der letzten Behandlung an. Der betreut allerdings nur noch Patienten in Langzeittherapie. Seine Empfehlung lautete schon damals und lautet jetzt immer noch: Bei der nächsten Depriphase ab in die Klinik. Die psychiatrische Klinik der Universität in der Nußbaumstraße leiste sehr gute Arbeit, direkt in der Innenstadt gelegen. Ganz nah an der Isar. Okay, das mit der Isar sauge ich mir aus meinen nervösen Fingern. Ich rufe in der Notfallambulanz an, verhandle ein bisschen: Nein, ich könne jetzt keinen Arzt sprechen, mir könne auch keiner so einfach sagen, ob ein Bett frei ist. Aber ich könne jederzeit in die Ambulanz kommen: »Wir haben vierundzwanzig Stunden geöffnet.« Dann darf ich doch mit einem Arzt reden. Er hört mir zu und verspricht zurückzurufen. Das tut er auch.

Das Chalet Nußbaumstraße hat ein Bett frei und erwartet mich. Zur Feier des Vorabends trinke ich die letzte Flasche Wein.

Alles, was unmittelbar vor mir liegt, erscheint mir klar. Mehr Klarheit brauche ich im Moment auch gar nicht. Für den Termin in der Notfallambulanz möchte ich gute Schuhe tragen, eine Nichtjeans, ein angstblütenweißes Hemd und ein blaues Jackett. Ich weiß nicht, was man für die Aufnahme in eine psychiatrische Klinik normalerweise anzieht.

Hätten Sie's gewusst?

Ich stecke mein Skizzenbuch in die Tasche, ein Foto von mir, auf dem ich mir gefalle, außerdem eine Zeichnung, entstanden zwischen dem ersten Gespräch mit dem Klinikarzt und seinem Rückruf. Außerdem meine ich, dass ich ein Zwischenzeugnis meines Arbeitgebers dabeihaben sollte. Es umfasst immerhin achtzehn Jahre. Im Schrank für die wichtigen Unterlagen finde ich nur ein älteres Zeugnis; ich räume die Schubladen aus, staple alles zu Türmen, lege die Papiere einzeln wieder zurück: Die neue Beurteilung fehlt. Sicherheitshalber sehe ich unter dem Schrank und hinter den Bücherregalen nach. Es geht mir nicht so sehr um den Inhalt dieses Wischs, sondern um den Nachweis, einen Beruf auszuüben. Ich möchte nicht als Idiot dastehen. Obwohl: Vielleicht wäre es jetzt der passende Moment, um meine Vorbehalte gegenüber Idioten abzulegen.

Ein letztes Mal wühle ich in den Papieren, ohne das richtige zu finden. Also werde ich zeugnislos in die Psychiatrie aufbrechen. Aber mit Pass. Etwas sagt mir, dass ich dort ein Amtspapier brauche.

Vorher noch einmal auf Arbeit, um eine Erklärung für den Chef zu schreiben; das Papier kommt in eine so richtig nach Gestörtheit aussehende Klarsichthülle, beides platziere ich in seinem Eingangskörbchen.

Und ab.

Auf dem Weg zur Klinik schwankt mir in der Nußbaumstraße ein junger Mann mit Stoffbeutel entgegen, verschwitzt, leicht sabbernd, der aussieht wie ein unter Drogen gesetztes Entführungsopfer.

Das Foyer der Klinik macht einen hellen und freundlichen Eindruck. Jeder kann von hier aus die Richtung einschlagen, die ihm beliebt. Eine Abteilung ganz unten hört auf das Kommando einer Frau Doktor Meisenzahl. Namenswitze finde ich nicht generell schlecht. Man darf sie nur nicht selbst machen.

Die Stimme, die mir zur Passmitnahme geraten hatte, ist die gleiche, die mich auch sonst mit lauter unnützem Zeug vollquatscht. Niemand hier fragt, wohin man überhaupt will. Also folge ich erst einmal dem Durchgang zum Neubauteil der Klinik, um mir die Leute dort anzusehen. In einer Art Raucherforum steht ein halbes Dutzend an kleinen Tischchen; im grünen Innenhof, den man durch eine große saubere Glasfront sieht, hocken robuste Patienten im Februarsonnenschein.

Zwischen den Tischchen geht ein Mann mit minimalem Aufwand durch den Raum, die Arme fest an der Seite, die Schritte klein. Sein Mund steht ein paar Millimeter offen. In seinem Gesicht gibt es kein Leuchten, das normalerweise selbst das müdeste oder gleichgültigste Gesicht morgens in der U-Bahn wärmt. Keine Kontaktaufnahme mit anderen. Er raucht nicht, sondern schiebt sich selbst vorwärts, den Rücken durchgedrückt, die Augen geradeaus. Eine Runde um die Tischchen, dann bewegt er sich zum Fahrstuhl.

Zurück zur Notfallambulanz, die sich nur ein paar Schritte von der Raucherzone hinter einer drei Meter hohen Tür befindet. Dafür, dass es sich um eine Vierundzwanzig-Stunden-Sammelstelle für dysfunktionale Leute einer Millionenstadt handelt, geht es dahinter sehr untertourig zu. Zwei, drei Leute sitzen ohne sichtbare Ausfallerscheinungen auf der Wartebank. Ein Pfleger lässt mich ins Büro, notiert meinen Namen und schickt mich zu Doktor L., der nur ein Büro weiter sitzt. Ich kann sofort zu ihm. Hauptsächlich fürchte ich, mich nicht verständlich machen zu können. Und zweitens, ich könnte die Zustände in meinem Kopf gewissermaßen hinter meinem Rücken simulieren.

Doktor L. besitzt ein knitterfreies, flächiges Gesicht, praktisch von gleicher Beschaffenheit wie sein Arztkittel. Schätzungsweise ist er halb so alt wie ich. Er bittet mich, die Symptome meiner Depression zu schildern. Offenbar bestehe ich den Eingangstest. Er nimmt ein Formblatt und fängt an, Fragen zu stellen.

»Medikamente, Drogen?«

Praktisch nichts. »Ibuprofen. Keine illegalen Substanzen.«

»Trinken Sie Alkohol?«

»Etwa eine halbe Flasche Wein pro Tag.« Stimmt nicht en détail, aber in der groben Richtung.

»Eine *halbe* Flasche?«

»Wein, nicht Grappa.«

Kritzelkritzel.

»Nicht übertrieben viel für unseren Kulturkreis«, sage ich gleisnerisch.

Kritzel.

Der Doktor sieht mich mit professioneller Freundlichkeit an: »Wenn Sie gesagt hätten: *nichts*, dann hätte ich das sowieso nicht geglaubt.«

Kritz, kritz.

Wer nicht zu knapp und regelmäßig trinkt, bringt wenigstens Struktur in sein schlechtes Karma. Das meine ich in diesem Moment jedenfalls, unterdrücke den Gedanken aber, um mich nicht gleich als Klugscheißer einzuführen.

Miene und Handhaltung des Arztes signalisieren, dass es wieder etwas Ernstes zu besprechen gibt: »Ich muss Sie das jetzt fragen«, sagt er. »Haben Sie jemals überlegt, sich das Leben zu nehmen?«

»Nein«, sage ich.

Das stimmt nicht ganz, aber zu neunzig Prozent.

Es gibt eine Installation von Maurizio Cattelan, die ein präpariertes Eichhörnchen zeigt, das auf einem Stuhl sitzt, den durchlöcherten Kopf auf einem Resopaltisch, hinter ihm ein Spülbecken und ein Boiler, alles so klein, dass es zu dem Eichhörnchenkörper passt. Auf dem Boden liegt ein winziges Pistolenmodell. Die ganze Installation misst 45 mal 60 mal 58 Zentimeter. Der Titel des Ganzen lautet: »Bidibidobidiboo«. In der Szenerie kommt fast alles vor, was zu dem Gedanken des Suizids gehört: das Dramatische, der Affekt. Der Vorwurf an diejenigen, die damit zurechtkommen müssen. Die Regression. Nur die absolute Notwendigkeit, die für einen solchen Akt nötig ist, bleibt wie eine Negativform ausgespart.

Darüber hinaus meine ich, dass jeder das Recht besitzt, über sein Leben zu entscheiden, auch über das Ende. Nur sehe ich keinen Grund, diese Gedankenschleifen im Sprechzimmer eines Psychiaters zu erörtern, zumal sie an meiner Antwort nichts ändern würden. Bei dem Nein handelt es sich gewissermaßen um einen ordentlich zusammengekürzten Bruch.

Erst wenn ich irgendwann den Zustand des Rundenläufers mit dem toten Gesicht erreichen sollte, müsste ich mir diese Frage noch einmal neu stellen. *Bidibidobidiboo.*

»Gut«, sagt der Arzt. Er empfehle eine Aufnahme.

Wann?

Wie wär's mit sofort? Station III.

Vorbei am Alois-Alzheimer-Saal und hoch in die zweite Etage zur Station III. Gleich hinter der Tür sitzt der Mann mit dem toten Gesicht auf einem Stuhl. Über den Stationskorridor verteilt hängen Bilder von August Macke. Kleine Repros seiner Aquarelle, eine ganze Serie. Ich fühle mich wie in einem wohlgeordneten Themenpark, was mir sehr entgegenkommt. Am liebsten würde ich gleich die Umgebung erkunden und beispielsweise die Augenklinik inspizieren. Hängt dort alles voll mit Egon Schiele? Und in der geschlossenen Psychiatrieabteilung lauter Otto Greiners? Wenn ja, dann würde mein Respekt vor dem Grand Design ins Unendliche wachsen.

In der Küche, die an den Speiseraum und den Korridor grenzt, liegt ein anheimelnder Plätzchengeruch, der sich auf der Station verteilt. Es gibt wenig Hin- und Hergelaufe, ein paar Leute sitzen allein an einem Tisch, die meisten zusammen in der Fernsehecke oder auf den Stühlen vor dem Sprechzimmer. Der Pfleger meint, ich sollte in der Fernsehecke Platz nehmen. Das mache ich sofort. Soweit der Begriff der Begeisterung für mich angemessen ist, bin ich begeistert davon, hier so wenig wie möglich selbst entscheiden zu müssen. Neben mir steht ein Regal mit Spielen, die »Sortivity« heißen, »Activity«, »My Rummy«, »Star Wars Labyrinth« und »Fantasy Flight Games«. Dann gibt es noch ein Extrafach für Spiele ohne Ypsilon. In mein Notizbuch schreibe ich *Sortivity Activity My Rummy*, weil es mir wie ein Abwehrzauber vorkommt. Auf dieser Couch kann ich bequem warten, solange der Fernseher kaltbleibt. Von hier aus führe ich den anderen als Little Lord Fauntleroy mit geputzten Schuhen und im Samtjackett vor, wie man gut und bescheiden in seiner Ecke sitzt. Notfalls den ganzen Tag.

Unter den Patienten hier gehöre ich nicht mal zum Durchschnitt. Wirklich schlecht scheint es nur zwei Leuten zu gehen, dem Mann mit dem toten Gesicht und einem eleganten Araber um die fünfzig, der am Fenster steht und, wenn ich mich nach zehn Minuten nach ihm umsehe, noch immer in der gleichen Haltung auf den Macke an der Wand starrt.

Besser noch einen kleinen Gang von Fenster zu Fenster, bevor mich ein Arzt ins Sprechzimmer ruft. Wie man das aus Filmen kennt, lassen sich die Fenster nur zehn Zentimeter weit öffnen, dann stoßen sie auf eine solide Sperre aus Stahl. Auch ein Selbstzerstörer könnte sich hier nur die Hand quetschen, mehr nicht. Aber er dürfte sofort durch die Tür treppab auf die Straße, so wie auch jeder von unten aus dem Drogenpark hinter der evangelischen

Kirche hochkommen könnte, um sich ein Mineralwasser zu holen und ein Brettspiel anzufangen.

»Sie sind Alkoholiker«, informiert mich ein junger Typ in hellen Hosen und Blazer mit Brustwappen, der sich gerade ein Mineralwasser am Spender zapft.

»Tragen die Ärzte hier keine Kittel?«

Er sieht an mir vorbei, nippt am Wasser und zieht sein Programm durch. »Ich komme übrigens aus einer Familie, die mit den Zaren verwandt war. Guck mal.« Aus seiner Hosentasche angelt er ein buntes Plastikei. »Fabergé.«

Aus Höflichkeit strecke ich die Hand aus.

»Nicht anfassen!«

Das Ei verschwindet wieder.

»Wie hieß denn die Familie?«

»Weiß ich nicht.«

»Korsakow?«

»Ich sag doch, weiß ich nicht.«

Korsakow dackelt mit seinem Wasserglas davon, und ich muss rein.

Mir kommt es vor, als säße in dem Raum ein mir bis eben noch unbekannter Teil meiner Familie, besorgt, aber auch nicht zu sehr. Zwei Ärzte, eine Ärztin, die sich mir sehr höflich vorstellen. Ich erzähle noch einmal, wie es mir geht, beschreibe die letzten beiden depressiven Episoden einschließlich Vorgeschichte und Medikation. Die Jury fragt nur selten nach, keiner notiert sich etwas, woraus ich schließe, dass ich zu den Standardfällen zähle. Doktor S. schlägt als Diagnose bipolare Störung vor. Mir scheint es, als ob die drei Doktoren nicht nur eine Entscheidung über meine Therapie treffen würden, sondern über mein Leben. Das klingt übertrieben. Aber ich weiß, dass sich diese Augenblicke milder Paranoia im Nachhinein oft als Momente großer Hellsichtigkeit herausstellen.

Auch die Ärztin, Doktor L., rät zur stationären Aufnahme. Mein Stichwort. Ich frage, ob ich nicht tagsüber kommen und nachts zu Hause schlafen kann. Meine vertraute Umgebung sei mir wichtig. In Wirklichkeit stelle ich mir nur vor, ich müsste das Zimmer mit einem der Schwerstfälle teilen. Die Bettelei um das private Kopfkissen scheinen die Ärzte schon als Ausweichtrick 17 auf der Liste sämtlicher Einwände zu kennen, jedenfalls gehen sie kaum darauf ein. Ich müsste schon etwas Zeit investieren, sagt Doktor L. Also ganz herkommen.

Oberarzt Doktor S. fragt noch, ob ich ihnen etwas zeigen wolle, weil er sieht, wie ich in meiner Umhängetasche krame, nämlich nach der Klarsichthülle mit meiner Zeichnung, die zwischen Pass, Foto und Büchern steckt. Ich ziehe sie heraus: eine Wüstenlandschaft mit einem Radioteleskop und einer Art Kommandozentrale im Stil des italienischen Art déco, am Horizont zwei große Explosionspilze, alles ziemlich hochauflösend mit Bleistift. Mir fällt es schwer, jetzt noch den Sinn des Ganzen zu erkennen. Beim Zeichnen schien er mir völlig klar, geradezu durchsichtig.

»Schön«, sagt Dr. S. und gibt mir die Zeichnung zurück. Er bestätigt den Vorschlag der anderen beiden Ärzte, mich stationär aufzunehmen und mit Citalopram anzufangen, einem der gängigsten Serotonin-Wiederaufnahmehemmer. Doktor L. schreibt mir Tavor als sogenannte Bedarfsmedikation auf: »Falls Sie weinen müssen.« Einen Fragebogen bekomme ich mit, außerdem eine Menge Patientenpapierkram zum Ausfüllen.

Noch einmal nach Hause, die große Tasche packen. Auf dem Weg zurück zur Klinik schwankt mir der gleiche junge Sabberer entgegen wie am Morgen. Über die Nußbaumstraße fallen schräge Schatten. Das Plattenmuster auf dem Fußweg sendet mir unentwegt Informationen.

Ich bekomme mein Bett. In der Station liegt eine Mischung aus Heizungsluft, Lüftungsluft, Reinigungsmitteln, ein Geruch von Menschen sehr unterschiedlichen Alters, medikamentöse Ausdünstungen, ein Atem, der alle ermüdet und alle beruhigt.

Hier will ich so schnell nicht weg.

Der Eintritt in die Anstalt beginnt mit einer Art Tauglichkeitsuntersuchung. Erst EKG, dann EEG im dritten Stock. Dazu bekomme ich eine löchrige Plastikkappe auf den Kopf, die Fachfrau klemmt etwas in den Löchern fest. Dann misst sie die Meisenzahl. Sie schaut auf ihren Bildschirm, klopft mir auf die Brust und sagt, ich sei sehr verspannt. Ja. Gute Diagnose.

Über Citalopram, erklärt mir der Pfleger, gebe es dreierlei zu sagen. Bei manchen schlage es sofort an, bei manchen wirke es erst nach Wochen. Wieder andere merkten gar nichts. Spezialfälle gebe es auch, aber selten: antidepressive Wirkung, dann plötzlicher Wirkungsabbruch. Oder statt des antidepressiven einen depessionsverstärkenden Effekt. Auf der Station habe er schon viel gesehen. Grundsätzlich solle der Wirkstoff den Stoffwechsel an den Synapsen wieder anschieben. Er spaltet mit einem kleinen Apparat eine Tablette dreimal und reicht mir einen Splitter mit 2,5 Milligramm Wirkstoff in einem Fingerhutbecherchen. Mir gefällt es, die Klinik als Blackbox zu sehen, die irgendetwas in meinem Kopf verändern muss, wenn nicht mit diesem Mittel, dann eben mit einem anderen. Bisher, so versichert mir der Pfleger, habe sich noch für jeden das richtige Psychopharmakum gefunden. Das gefällt mir: keine Familienaufstellung, sondern eine Mischung aus Fluor, Kohlenwasserstoffen, Stickstoff und Sauerstoff, verpackt in ein kalkweißes Trägermittel.

In meinem Zimmer wohnt noch ein etwas jüngerer, unentwegt lächelnder Mann. Depriblick. So seh ich also aus. Natürlich betrachtet er das Zweibettzimmer als sein Habitat und mich als Zugezogenen. Das macht nichts; ich brauche nur zehn Minuten auf meinem Bett zu sitzen, um zu wissen, dass ich hierhergehöre und nirgends sonst.

Kranke besitzen einen natürlichen Egoismus. Der Stubenkamerad muss rauchen, ich nicht. Ich kann mir jetzt endlich den Quizbogen anschauen, mit dem meine Persönlichkeit erfasst werden soll. »Es verletzt mich sehr, wenn ich hart gescholten werde.« »Mein Vater ist ein schlechter Mensch.« »Ich verdiene es, hart bestraft zu werden.« »Es macht mir Spaß, ein Schloss zu reparieren.« Zu jedem Punkt gibt es nur die Antwortmöglichkeiten Ja/Nein. Vor ein paar Wochen war mir ohne besonderen Grund das Schloss der Badezimmertür gebrochen. Ich konnte nicht mehr auf die Toilette. Zwei Handwerker mussten insgesamt vier Stunden fummeln, um die Tür wieder aufzubekommen. Die beiden hätten wenigstens praktischen Zugang zu Frage Nummer vier. Einer davon sah extrem gut und gleichzeitig entspannt aus, symmetrisches Gesicht, Dreitagebart, eins neunzig, angenehm modulierte Stimme; ich glaube, er hätte auf Nachfrage sogar gesagt, die Arbeit würde ihm Spaß machen.

Eine Schwester klopft und fragt höflich, wie weit ich

mit dem Ausfüllen sei. Ich sage, ich hielte den Bogen für einen Test: Wer was ankreuzt, der beweist, dass er tatsächlich plemplem ist. Wer nicht, der fliegt hier sofort raus.

Die Schwester lacht glockenhell und empfiehlt sich.

Im gleichen Augenblick, in dem ich mich auf dem Bett ausstrecke, schlafe ich ein. Zwei Stunden später wache ich auf, weil ein fremdartiges Gefühl von meinem Solarplexus aus den Körper flutet. Mir geht es wie einem Menschen, der wochenlang von Dumpfmusik in seiner Nachbarwohnung gequält wird, und plötzlich eine rauschhafte, halkyonische Stille wahrnimmt.

Keine Pause zwischen zwei Tracks, sondern wirklich: Stille.

Es gibt keine Gedankenkreisläufe mehr. Stattdessen Appetit auf Süßes. Ein Quantum Libido. Weil die drei Endlosschleifen nicht mehr ihre Spur im Gehirn ziehen, kommen alle anderen Dinge aus ihren Nischen gestürzt, als hätte eine zentrale Instanz in die Hände geklatscht und *jetzt* gesagt. Es geht ziemlich ungeordnet zu. Aber schön. Als Erstes erfinde ich ein Gesetz: Jeder, der irgendwann einmal angefasst worden ist, darf jemanden seiner Wahl anfassen. Die Fliege, die seit meinem Einzug auf dem Fensterbrett liegt, wackelt übrigens immer noch mit einem Bein.

In der FAZ, die vor meinem Bett liegt, lese ich: Als Genscher in Prag vom Balkon stürzte. Vor einer Minute wusste ich noch gar nichts von der Notwendigkeit, aber jetzt sitze ich auf dem Bett und schreibe eine Liste fossiler Worte:

auszieren
einhändigen

entbergen
entraten
gehusst
Gipüre
inwendig
Spülicht
Unschlitt
Zimmerflak

Ein paar Sekunden lang halte ich das, was in mir vorgeht, für einen hundertseitigen Text, in dem ich mich bewegen kann wie in einem Kristallgitter, beliebig vor und zurück, weil ich jede Verbindung kenne. Dann normalisieren sich die Neuronen langsam, ohne zum alten Zustand zurückzukehren.

Danke, Citalopram.

Beim Zähneputzen am Morgen, einem euphorischen Putzen wie in der Werbung, denke ich daran, wie es mir in Kürze genau achtmal so gut gehen wird, sobald die Dosis nicht mehr 2,5 Milligramm lautet, sondern zwanzig. Eine ganze unzersägte Tablette, ein Lebenskreis, ein Goldstück.

Noch vor dem Frühstück stelle ich mich vor den Glaskasten der Schwestern und Pfleger, trainiere meinen Oliver-Twist-Blick und sage dem Pfleger von gestern mit Oliver-Twist-Stimme: »Bitte. Ich möchte mehr.«

3 / Zuluprinzessin. Hans im Glück

Wieder Stadtgeräusche. Trommelwirbel, die Wolken ziehen nach rechts weg. Über den Alten Südfriedhof, vorbei an Kaulbach, Kobell und Spitzweg zur Isar. Als Klinikbewohner brauche ich nur fünf Minuten bis zu meiner Laufstrecke in den Flusswiesen. Auf meiner euphorisierenden C-Welle fühle ich mich allen Patienten haushoch überlegen, die mit Handtuch um die Schultern auf den Step-Trainer der Station klettern. Ich bin der Paavo Nurmi der Isarvorstadt, den auch ein offener Schnürsenkel nicht stoppen kann. Im Februarlicht sehen die Kiesbänke besser aus als irgendwann sonst. Nur ein anderer joggt um diese Zeit, ein Junge im roten Hoodie, der meinen Weg vor der Wittelsbacher Brücke kreuzt. Durch seine mit Spray aufgestellten blonden Haare à la Lisa Simpson strahlt die Sonne fast waagerecht. Die Aureole erinnert an das Leuchten um den Kopf des Gehenkten im Tarotspiel.

Beim Laufen blenden sich die Themen meiner Gedankenschleifen allmählich aus, an ihre Stelle treten kürzere und manchmal sogar annehmbare Dauersätze, wie: *Da du mich so reizend fragst / mach doch, was du selbst gern magst / Und schön koscher muss es sein / wie die Overstolz vom Rhein.* Oder das zentrale Motiv des Largo aus der 5. Sinfonie von Schostakowitsch. Das kann in meinem

Kopf laufen, ohne eine unangenehme Kreisspur zu hinterlassen.

Schostakowitsch komponierte in einem Tempo, das ihn fast zermürbte. »Es kann gar nicht gut sein. Es ist anstrengend und recht unangenehm, und am Ende fehlt einem jedes Vertrauen in das Ergebnis.« Seine Fünfte schrieb er 1937 während des Großen Terrors in der ziemlich sicheren Annahme, das Jahr nicht zu überstehen. Da irrte er sich, Stalin beschloss vermutlich aus einer Laune heraus, ihn leben zu lassen. Es handelt sich nicht um illustrative Musik, das bestimmt nicht, aber die Schläge des Xylophons im Largo entsprechen genau dem Prozess des Todes. Sie brechen ein Gehäuse auf. Es folgt eine tiefe Entspannung, als würde Wasser auf eine Ebene strömen und dort endlich versickern dürfen. Einmal spielte ich einer Frau die Aufnahme des Largos vor. Sie meinte, sie hätte Schostakowitsch immer für so ein Genie mit Sockenschuss gehalten, aber das Stück sei ja total schön von der Stimmung her, sie sehe eine Frühlingswiese mit Birken vor sich. Wahrscheinlich gehört sie zu den Leuten, die sich einen Druck mit Raffaels kleinen Todesengeln hinter den Spiegelrahmen klemmen. In diese Liga schaffe ich's nie. Nicht mit diesen Medikamenten.

Auch mein erster pharmaziegesteuerter Traum bestand übrigens nicht mehr aus der Wiederholung der immergleichen Splatter-Szenen (meist irgendetwas mit Amputationen), sondern folgte einem Ereignisstrang der Sorte *spannend erzählt*, leider mit abgehacktem Schluss: Ich bin vierzehn und mit einer Jungengruppe auf einer Reise durch das Afghanistan des Königs Sahir Schah, Handlungszeit etwa 1971, auch weiß ich schon vorher, dass ich in Kandahar entführt werden soll. Soldaten in schlabbrigen Uniformen schleppen mich in ein Lager, in dem zum Glück keine Fanatiker herrschen, sondern auf Missbrauch gepolte alte Säcke. Sonst gibt es nur gleichaltrige Jungs. Einer erklärt mir die Regeln für das möglichst unbehelligte Durchkommen, indem er mit dem Satz beginnt: »Das sind Dinge von größter Wichtigkeit.«

Als Nebenwirkung des Citaloprams brauche ich einen Moment, um mit meinem rechten Auge Dinge zu fixieren. Stört mich nicht weiter. Über den Pfützen liegen Eishäute. Direkt an der Uferböschung, und nur dort, gibt es kleine unberührte Schneehauben. Auf einer Kiesbank lagern aufgeschüttete Feldsteine, zwei Männer stehen dort mit Funkgeräten und steuern Landrover-Modelle über die Felsenpiste. Die Autos besitzen die Ausmaße eines Joggingschuhs der Größe 47 und kommen mit ihren einzeln aufgehängten Rädern gut voran. Eine Kleinigkeit bringt mich dazu, stehen zu bleiben. Auf den Fahrerhausdächern der Modelle scheint eine Schneeschicht zu liegen. Das kommt mir ein bisschen zu perfekt vor. Aus der Nähe besehen, reflektiert das Plastik nur die Sonne. Einer der Steuergerätehalter sieht mich lächelnd an, die Schultern leicht angezogen, so wie Leute, die sich für ihren glücklichen Zustand entschuldigen wollen. Am liebsten würde ich mit ihm über bewegliche Achsen und maximalen Radeinschlag reden. Aber dann renne ich doch weiter. Ich sehe so viel. Schon die Bewegung Schritt für Schritt in die Landschaft hinein richtet etwas in meinem serotoninüberschwemmten Kopf an, kappt dort einen Kabelstrang, stöpselt anderswo Leitungen neu und möglichweise geschickter zusammen.

Im Britischen Museum in London hatte ich mir einmal eine japanische Uhr angeschaut, die sich in variablen Geschwindigkeiten drehte, langsamer und langsamer bis zur Wintersonnenwende, dann wieder schneller bis zum Hochsommer. Jetzt läuft meine Wahrnehmung so ruhig wie das Februartempo dieses Zeigers, was sich ähnlich auswirkt wie die optische Entsprechung eines Halls. Das gleiche Bild kommt mehrfach bei mir an, um sich im Kopf prismatisch aufzufächern.

Krähen laufen über den steifgefrorenen Schlamm, auch ohne besonderes Ziel.

Vor zwei Monaten funktionierte meine Aufmerksamkeit noch deutlich anders, nämlich wie ein schnelles Getriebe, das unter anderem daran arbeitete, Bilder ungesehen in einen Zwischenspeicher zu schieben. In dieser Zeit sah der übliche Tagesablauf so aus: Aufstehen, Tee, Büroarbeit bis sieben, Tee, rasieren, an den eigenen Schreibtisch bis ungefähr Mitternacht, um mit meinem Buch voranzukommen. An den Wochenenden dann nur das Manuskript. Natürlich hätte ich mir sagen können, dass der Rhythmus angesichts meiner Vorgeschichte mit zwei depressiven Episoden etwas unvorsichtig war. Jemand anderes, irgendeine vertraute, aber damals wie heute in Wirklichkeit nicht vorhandene Instanz hätte mir das sagen sollen. Andererseits fühlte ich mich gut. In dieser Zeit musste ich meinen Lesekonsum zwangsläufig drosseln, las aber immerhin noch ein Buch, nämlich Adam Zamoyskis »1812« über Napoleons Feldzug in Russland. An einer Stelle schreibt Zamoyski, der französische Kaiser habe wenig vom Schlafen gehalten und viel mehr von der erholsamen Wirkung eines nächtlichen Bades. Das probierte ich auf der Stelle aus. Es funktionierte phantastisch. In dieser Zeit fühlte ich mich trotz der Müdigkeit, die mich allmählich infizierte, außerordentlich effizient, möglicherweise auch rücksichtslos wie Napoleons bester Marschall Louis-Nicolas Davout. Gegen ein Uhr morgens lag ich paranapoleonisch in der Badewanne und machte mir Gedanken über Napoleons strategische Fehler (die Polen als Alliierte nicht richtig eingebunden, Smolensk frontal angegriffen statt über die Flanke, und überhaupt, warum Moskau und nicht Sankt Petersburg?). Natürlich kann man mit einem einigermaßen intakten Hirnstoffwechsel sagen: Da deutete sich das Problem schon mal an.

Als ich Ende Dezember sehr lange an der Isar entlangjoggte, viel länger, als es meiner normalen Strecke entsprach, kam ich anschließend aus der Erschöpfung nicht mehr richtig heraus. Nicht nur in den Stunden danach, sondern auch in den nächsten Tagen. Da zwei Drittel meines Buches standen, fand ich es unsinnig, gerade jetzt eine Pause einlegen zu wollen. Andererseits erlebte ich einen wirklich wachen Zustand erst wieder zu Silvester, als mir mein pharmakologisch beschlagener Bekannter Herr Zett eine Ritalin in die Hand drückte.

Auf den Kiesbänken zwischen Südkraftwerk und Tierpark wirken die Steine in der Sonne wie Modelle von Steinen, scharf konturiert durch die Schatten, durchzogen von grünen und roten Bändern. Hinter dem Nordende dieser Insel, meinem Wendepunkt beim Joggen, schneiden die Strömungen der beiden wiedervereinigten Flussarme einander und bilden kleine Wirbel. Hier schwimme ich im Sommer gern.

Mir geht es über meine Basisverhältnisse hinaus gut. Frühling kann kommen. Ich beschließe, im Rest des Jahres ein großes Rad zu drehen. Am besten ein neues Buch. Vermutlich kommt alles auf den Titel an; ich schwanke zwischen dem neonaiven »Männer, die auf Stühlen sitzen« und einer Variante, die einen gewissen Willen zum Bestseller verrät: »Ich war die minderjährige Zuluprinzessin auf der Hindenburg«. Den Plan einer Aphorismenhalde mit Lesebändchen verwerfe ich gleich wieder. »Halkyonisch ist ein Fremdwort für mich«, kommt mir doch zu albern vor, selbst im Zustand meiner federleichten Hypomanie.

Alles in allem erinnert meine Lage ein bisschen an die berühmte Überschrift der *Sacramento Bee*: »Homeless Survive Winter: Now What?«

Wenn mir jetzt bitte jemand den hergestellten Zustand konservieren könnte – Serotoninhoch, Endorphinhoch durchs Joggen –, dann könnte ich oben im Patientenzimmer meine Tasche packen und gehen. Vielleicht vorher noch in der unzerstörbaren Duschkabine duschen. »Hans im Glück« handelt eigentlich von einer erfolgreichen Depressionsbekämpfung. Hat das schon mal jemand festgestellt?

Auf der Nußbaumstraße kommt mir wieder der junge Druffski entgegen, Stoffbeutel in der Hand. Offenbar läuft er auf dieser Straße immer Richtung Innenstadt, wenn ich komme. Dieses Mal grüßt er mich.

Als ich beim Frühstück einem Mitpatienten erzählte, ich würde joggen gehen, sagte er, er beneide mich dafür. Natürlich könne er auch joggen, das mache aber alles nur schlechter für ihn. Früher habe es ihm geholfen, ja. Heute habe er das Gefühl, wie er sich ausdrückt, sich immer tiefer in die Depression hineinzulaufen. Dieter, so nenne ich ihn in diesem Text, gehört zu den Drehtürpatienten der Psychiatrie. Erste Depression mit Anfang zwanzig, dann immer kürzere Abstände zwischen den Episoden. Später serielle Klinikaufenthalte, dazwischen Dauermedikation. Immer wieder richtige Abstürze, aber keine wirklichen Aufstiege mehr, also das, was Ärzte Chronifizierung nennen.

Er ist Anfang sechzig, ein freundlicher Typ mit graumeliertem Schnauzbart und überwiegend weißen Haaren. Wie die meisten auf der Station wirkt er ausgeglichen. Gemütlich wäre genau das passende Wort für die falsche Personenbeschreibung. Wer ihn nur zehn Minuten lang wahrnimmt, dem würden die Wiederholungsschleifen in seiner Intonation nicht auffallen, sein kleiner Vorrat an Gesten, die ein bisschen an die vier immergleichen Handbewegungen des falschen Gebärdendolmetschers bei Mandelas Beerdigungsfeier erinnern. So, wie Dieter seine Geschichte erzählt, geht es ihm in der Psychiatrie mittlerweile besser als draußen.

Zwei von unserer Station erzählen offen über ihren zurückliegenden Suizidversuch. Jan, ein großer, dunkelhaariger Neunzehnjähriger, ertrug seine eigenen Erwartungen an die Zukunft nicht mehr und glaubte schon ganz am Anfang bei der Wahl von Studienfach und Uni scheitern zu müssen. Als wir uns unterhielten, sagte er mit einer Ernsthaftigkeit, die nur Leute mit einem selbstgefundenen Mantra aufbringen: »Jetzt habe ich einen Plan.« Einen guten Plan, an dem er in der Therapie lange bauen musste. Er erinnert mich ein bisschen an die amerikanischen Mormonenjungs, von denen du in jeder deutschen Fußgängerzone sofort weißt, dass sie nicht in einer Bank arbeiten. Die Biegung eines unbewussten

Lächelns im Mundwinkel, Anzug wie ein Bestatter, Haarschnitte, die an Gewalt grenzen. Neben diesen Pärchen hatte ich oft in der U-Bahn oder Straßenbahn gestanden und auf ihr leises Gespräch untereinander geachtet, ohne wirklich viel herauszufiltern. Jan hätte ich für seine Mormonenhaftigkeit (vom Haarschnitt einmal abgesehen) und seinen Satz von dem Plan und seine frischgeduschte Neunzehnjährigkeit gern in die Arme genommen, um seinen schmalen Sweatshirtrücken zu tätscheln. Natürlich geht das nicht, es hätte ihn nur erschreckt. Und mich auch.

Unter den Patienten spielt körperlicher Abstand eine große Rolle. Jeder beansprucht eine Raumzelle um sich herum, auch abends in der Fernsehecke. Wer will, kann in seiner Zelle allein bleiben, oder er gibt anderen ein Zeichen, dass er sich unterhalten möchte. Fast alle Gespräche hier handeln von uns. Niemand verwickelt einen anderen in Gespräche über Chemtrails oder eine alternative Version von 9/11, keiner rät einem dazu, sich mal richtig zu entschlacken, Edelsteine auf die Körpermeridiane zu legen oder sich tibetanisches Salz in den Bauchnabel zu streuen. Offenbar ein echtes Alleinstellungsmerkmal psychiatrischer Anstalten. Auf Schwabinger Partys entgeht man diesen Textbausteinen nur durch Bierholen oder Frischeluftschnappen. Authentisch Verrückte beschäftigen sich meiner Meinung nach vorwiegend mit Lebensorganisation. Mit Esoterik befassen sich dagegen Leute, die keine Probleme haben, sich aber gern Sorgen machen.

Lena gehört wie Jan zur Abteilung für die ernsthaften Fälle. Sie zeigt mir schon nach kurzer Konversation, wie ein beinahe finaler Suizidversuch aussieht. Auf ihrem Unterarm zieht sich eine knotige dunkelrote Narbe von der Handwurzel auf einem etwas gewundenen Weg bis hoch zur Armbeuge. Sie sieht aus wie die ideale Linienführung der Anleitungen fürs sichere Adernaufschlitzen, die jeder mit einem Klick im Netz findet: *It's down the road, not across the street.* Nach der Erfahrung von Notärzten bedeutet der Ritz quer über den Puls nur Blutverlust und Arbeit, der lange tiefe Schlitz in der Regel den Exitus. Lena sagt, sie habe fast ganze Arbeit geleistet. Ihr sei es wirklich darum gegangen, nicht wieder aufzuwachen.

Ihr gutes Aussehen verdankt sie vor allem den symmetrischen Wangenknochen, feinen Gesichtsmuskeln, langen dunklen Haaren und einer Figur, die selbst schlimme Zeiten übersteht. Mit Mitte vierzig wirkt sie wie ein Mädchen mit ein paar tieferen Augenfalten. Vor kurzem, also vor *along the road*, hatte sie festgestellt, dass sie ihren Mann nicht mehr liebte und ihr geordnetes süddeutsches Leben nicht mehr ertragen konnte. Dafür gab sie sich selbst die Schuld. Sie fand keine andere Möglichkeit als die, sich selbst aus dem Spiel zu nehmen. Von außen betrachtet, musste ihr Leben ausgeglichen gewirkt haben, mit ausreichend Geld und ohne Zumutungen. Von innen, aus Gründen, die sie nicht erzählen kann, muss sie es ähnlich empfunden haben wie die Eingeschlossenen im brennenden Wolkenkratzer. Jetzt bekommt sie die passenden Medikamente, sie kann, wie sie mir erzählt, wieder schlafen. Zusammen mit ihrem Mann bemüht sie sich um den Verkauf der ehemals gemeinsamen Eigentumswohnung. Ein Chirurg wird ihr die wulstige Narbe herausschneiden und die Ränder spannungsfrei vernähen, damit der Schlitz am Strand oder beim Tragen kurzärmliger Kleider weniger auffällt. Sie möchte so schnell wie möglich die Klinik verlassen. Hier drin, meint Lena, sei es ihr zu bequem. Gemeinsames Essen, Therapie, Konversation mit anderen Patienten, wie auf dem Zauberberg. Man könnte die Welt draußen vergessen beziehungsweise weglassen.

Ich erzähle ihr, wie gut es sich unten an der Isar laufen lässt und dass mein Medikament super wirkt.

Als sich jeder in sein Zimmer zurückzieht, fällt mir ein, warum mir der Zauberbergverweis so passend vorkam. Lena mit ihren dunklen Haaren und den vorstehenden Jochbeinen ist Madame Chauchat. Um Assoziationen vorzubeugen, ich bin nicht Hans Castorp, aber sie entspricht der Figur perfekt. Fast das gesamte Hauptpersonal des vor dreißig Jahren gelesenen Romans fällt mir noch ein, ohne zu googeln. Joachim Ziemßen, Settembrini, Naphta, Mynheer Peeperkorn, Hofrat Behrens, Pribislav Hippe, Wehsahl. Aber was wurde aus Clawdia Chauchat? Die Figur verschwindet für mich in einem Wurmloch.

Gleich um die Ecke liegt übrigens die Ziemssenstraße.

Unsere Station besteht eigentlich aus zwei Unterstationen, eine für die vorübergehenden und kurzen Klinikaufenthalte, eine für die Leute in Langzeittherapie. Wir verkörpern lehrbuchhaft fast jeden möglichen Punkt auf der Depressionsskala, von mittelleicht (mein Zimmernachbar, ich) über mittelschwer (Esra, ein kleiner abgestürzter Informatiker, der gern Gitarre spielt) über die Exselbstzerstörer Lena und Jan und den Serienpatienten Dieter. Steht Lena mit ihrer Narbe und ihrem Willen, schnell wieder nach draußen zu kommen, auf der Skala eigentlich vor oder hinter Dieter, in dessen Akte es keinen Suizidversuch gibt, sondern nur ein ständiges Abgleiten? Schwer zu sagen. Am äußersten Ende rangieren auf jeden Fall der stumme Araber und der Mann mit dem toten Gesicht. Der erste Gedanke: Ihm fehlt die Energie zum Schlussmachen. Aber vielleicht sedieren ihn die Pillen, und in ein paar Wochen geht es ihm besser. Vielleicht besteht seine Lebenswahrnehmung auch aus einem medikamentösen Rauschen, gegen das er nicht mehr anrennen muss.

Schon mit fünfzehn fand ich es unheimlich, dass Menschen keine oder bestenfalls trügerische Zeichen ihres Unglücks mit sich herumtragen. Der Sohn meines Deutschlehrers besaß schon früh alle Merkmale einer Katastrophenexistenz. Er war fünfzehn Jahre älter als ich. Niemand in seiner Umgebung glaubte, dass er auch nur vierzig werden würde. Carlo, wie ich ihn aus Pietätsgründen nennen will, legte sich auch sehr ins Zeug, um diesem Erwartungsdruck gerecht zu werden. Als Unheilpraktiker, der er war, hielt er sich schon mit Anfang zwanzig für Jesus, sprang von einer Brücke in den zentralen Drecksfluss von L. und überlebte diese Übung, ein Wunder, wenn man bedenkt, dass der Drecksfluss selten mehr als fünfzig Zentimeter Wassertiefe besaß, aber eine fahrradrahmengespickte Schlammschicht von ungefähr einem Meter. Durch diesen mirakulösen Erfolg beflügelt, driftete er noch weiter ab, kam in die Klinik und wurde dort mit Haloperidol beruhigt. Draußen ersetzte er das Halo umgehend durch Alk. Ab und zu schrieb er Texte, eher mäßige, jedenfalls unverkäufliche Lyrik. Jedem, der ihm gegenüber auch nur die Frage nach dem Lebensunterhalt zu berühren schien, sagte er, eine sogenannte lineare Arbeit käme für ihn nicht in Frage, also acht Stunden am Tag das Gleiche, da würde er ja verrückt. Auch seine Arbeitgeber sahen das jeweils nach ein paar Wochen ein, manche schon nach Tagen und die allermeisten schon beim Vorstellungsgespräch.

Irgendwann ergab sich die Frage nach dem Lebensunterhalt allerdings doch. Nach einer weiteren Therapie, in der er durchgefüttert wurde, setzte er es mit einer ihm im Grunde völlig fremden Energie gegenüber den Behörden durch, sich als Mittdreißiger invalidisieren zu lassen. Von da an ging es aufwärts mit ihm, er zog nach Berlin, in ein fürchterliches Loch in der ebenso fürchterlichen Dunckerstraße, zockelte mit seinem Invalidenschein über die Invalidenstraße zum Grenzübergang und von dort hierhin und dahin in Westberlin, um kleine Import-Export-Geschäfte mit dem Geld anderer Leute zu tätigen. Objektiv gesehen, ruhte er auf der Spitze seiner Maslow'schen Bedürfnispyramide. Im Bekanntenkreis lief die Warnung um, er arbeite in seiner Eigenschaft als Ostwestpendler für die Stasi. Darauf gab ich nichts, weil ich glaubte, dass die Stasi Leute wie ihn in jeder Hinsicht ignorierte. Deshalb sprach ich ganz unbefangen mit ihm. So viele Leute mit Spitzelkarriere beteuerten später, sie hätten keinem geschadet. Carlo konnte mit jedem Recht sagen, er habe nie einem Menschen genutzt. Für seine kleinen Tausch- und Schmuggeldienstleistungen hätten sich jederzeit fähigere Agenten gefunden.

Mein Fehler bestand in meiner Unbefangenheit darin, mir von ihm meine wunderschöne Ausgabe der Shakespearesonette abschnacken zu lassen, ein Exemplar mit weinrotem Ledereinband und Frontispiz, das mir ein wesentlich älterer Mann geschenkt hatte (der Mann, ein grotesk gutaussehender Kunstwissenschaftler, war einunddreißig, ich zwanzig). Carlo versicherte mir, er wolle wieder schreiben, sein Kopf sei jetzt halbwegs klar nach der Psychiatriefolter, und mehr als alles hege er seit langem den Wunsch, die Shakespearesonette in sein geliebtes Deutsch zu übertragen. Eine Ausgabe von Volk & Welt dafür zu nehmen sei ihm aber unmöglich, er könne nicht arbeiten mit diesem typographischen Schrott, er könne nur arbeiten mit einem so schönen ledereingebundenen Büchlein, das er gerade hier durch Zufall in meiner Hand sehe, auf der Bahnhofstreppe, über die wir beide gleich eilen müssten, ein jeder zu seinem Zug. Er müsse wieder nach Berlin. Dort solle ich ihn mal besuchen. Dunckerstraße! So viel würde ihm das Shakespeareprojekt bedeuten, er müsse einfach noch darauf zurückkommen, endlich den alten Schüttelspeer packen und mein Buch nicht nur in Ehren halten und in ein paar Wochen wiedergeben, sondern auch in ein Zeitungspapier einschlagen, zufällig habe er eine Zeitung dabei, damit kein Weinfleck die wunderbaren Seiten und die wundervolle Typographie beflecke. Auch kein Bierfleck! Eine Typographie! Von Gestaltern, die ihr Handwerk noch gekonnt hätten! Arts & Crafts! Sein Zug fahre übrigens in wenigen Minuten.

Ich prahlte noch kurz mit meinen Kenntnissen der Kraus'schen und der George'schen Übersetzung, bevor ich mir das Büchlein, eines der besten Geschenke, die ich je von einem Mann bekommen hatte, regelrecht aus der Hand seifen ließ. Selbstredend sah ich es nie wieder. Wahrscheinlich landete es schon *the very next day*, es war gerade kurz vor Weihnachten, im Geschäft eines Charlottenburger Antiquars. *Let me confess that we two must be twain.*[2] Sucht setzt rhetorische Fähigkeiten frei, die jede Engelszungenrede eines Liebenden weit übertreffen. Das wusste ich damals noch nicht.

Seine bescheidene Säuferexistenz in der Dunckerstraße endete durch den Mauerfall, für ihn ein nicht wiedergutzumachendes Lebensunglück. Berichten von Bekannten zufolge tauchte er in den Jahren danach mehrmals in seiner alten Heimat auf, klein, schief, bekleckert, daueralkoholisiert, um den Leuten zu erzählen, er sei jetzt adoptiert worden und heiße jetzt Graf Schießmichtot. Nach dieser Mitteilung auf dem Peter-und-Pauls-Volksfest habe er einmal mit erstaunlicher Koordination in die Bockwurst eines Gaffers gebissen.

Carlo lebte also immer noch. Er erfror erst 2008 auf der Straße, wahrscheinlich, ohne es zu merken. Da war er siebenundfünfzig und weiter gekommen, als jeder geglaubt hätte.

Beim Schreiben meines Textes schaute ich vorsichtshalber noch einmal nach, welche Spuren er im Internet hinterlassen hatte und ob ich seinen Verwandten mit meiner Schilderung womöglich zu nahe treten könnte. Es gab einen Blogeintrag seines Bruders. Als Erstes stellte ich fest, dass es sich bei dem *nome de plume*, den ich ihm hier verpasse, um einen mir völlig unbekannten innerfamiliären Spitznamen handelte, und zwar in genau dieser von mir ausgesuchten Schreibweise. Zweitens las ich dort, er habe nichts außer einem alten Koffer mit Manuskripten besessen, in dem es eigentlich nur ein kompaktes Werk gegeben habe, nämlich die Übersetzung der Shakespearesonette. Natürlich beginnt die von seinem Bruder vorgenommene Veröffentlichung mit dem sechsundsechzigsten, mit dem auch ich als ungefähr Siebzehnjähriger angefangen hatte. Wahrscheinlich nehmen sich acht von zehn Amateurübersetzern als Erstes diesen Rap des elisabethanischen Zeitalters vor. Wenn jemand nur eins der Sonette überträgt, dann diese vierzehn Zeilen. Carlos Version halte ich für gar nicht schlecht.

In diesen Jahren, in denen ich Carlo ab und zu sah, kritzelte ich Übersetzungen, fertigte akademische Zeichnungen an, ohne die Chancen des Fotorealismus zu erkennen, kellnerte in verschiedenen Gaststätten und lernte eine weitere Katastrophenexistenz namens Manfred kennen. Er war kein großer Leser, aber intelligent, ein leicht übergewichtiger, angenehmer Mann Mitte dreißig, der die Gabe besaß, alle Kollegen um ihn herum zu loyalen Menschen zu machen. Manfred stand hinter der Bar des Discoschuppens, in dem ich arbeitete, füllte den Mixbecher einen Fingerbreit unter dem Eichstrich, was in der Atmosphäre aus Schwarzlicht und Zigarettenrauch kein Mensch sah, selbst er nicht, aber er hätte die Dosierung auch blind beherrscht.

Nachts um zwei, wenn wir aufräumten und die Schwerstbesoffenen draußen auf ihre Beine stellten – eine Art umgekehrtes Mikado –, polierte er die Gläser und drückte jedem von uns ein paar Scheine in die Hand. An einem Nachmittag stand er nicht hinter seiner Kellerbar, um die Schicht vorzubereiten, sondern hing von der Decke des Getränkelagerraums. Seine Freundin hatte ihn verlassen. Keiner, der sich aufhängt, wird diesen Akt nicht vorher mindestens ein Dutzend Mal durchgespielt haben.

Gut möglich, dass der Säufer Carlo nie mit einer Depression zu tun hatte, während Manfred langsam von ihr verbrannt wurde. Der Gedanke macht wahrscheinlich jeden vorübergehend verrückt, der sich damit beschäftigt: Es gibt keine äußere Markierung für das Unglück. Aber auch keine innere. In bestimmten Grenzen kann alles passieren. Manfred hätte wahrscheinlich mit einer ordentlichen Therapie überlebt, von der im Bitterfeld der achtziger Jahre noch nicht einmal eine Vorstellung existierte. Die Ärzte dort besaßen eher Expertenwissen auf dem Gebiet von Pseudokrupp, Chlorakne und Alkoholismus. Es findet sich keine Markierung im eigenen Leben, und die Depression – eine Art autonomes Wesen – gibt auch keinerlei Hinweise darauf, ob sie noch etwas Großes vorhat mit ihrem Gegenüber. Es lässt sich noch nicht einmal mit wackliger Wahrscheinlichkeit sagen, ob ich in fünfzehn Jahren ganz außen auf der Schwereskala lande, irgendwo in der Mitte oder ob ich bis dahin so viel Tricks beherrsche, dass mir eine Telefonnummer für den Notfall reicht.

Jeder Depressive muss mit seiner Depression leben, die wie das eigene Gesicht nach einem allgemeinen Schema konstruiert ist, aber gleichzeitig einmalige Züge besitzt. Diese Züge gilt es zu erkennen. Meine Begegnung mit Carlo prägte vermutlich einen Teil meiner privaten Verunstaltung, denn schon als ich dreizehn, vierzehn war, hielt mir mein Vater diesen Lehrersohn unzählige Male als schlimmes Beispiel vor und wies mich darauf hin, was aus Künstlern alles werden kann (als ich vierzehn war, erfüllte Carlo seine Abschreckungswirkung schon tadellos). Mein Vater scheiterte zumindest nicht an seiner Erziehungsaufgabe, mir das Drama des unbegabten Kindes vor Augen zu führen. Möglicherweise legte er damit die Grundlage für meinen Einstieg in einen Beruf, ein paar Jahre über sogar in zwei Berufe gleichzeitig, eine akute Verarmungsangst, durchgeschriebene Nächte und meine Vorliebe für Ordnungssysteme, die beknackte Klarsichthülle beispielsweise für meine in sauberem Zeilenabstand ausgedruckte Erklärung, mich in die Psychiatrie zu verfügen. Ich halte einerseits nicht übertrieben viel vom Beschuldigungsspiel, anderseits: Irgendjemand anderes ist immer schuld oder wenigstens teilschuld. Um ganz ehrlich zu sein, die nachhaltigsten Psychotechniken zur Bewältigung von Seelenfraß aller Art heißen Verdrängen und Schuldabwälzen. Wer etwas anderes sagt, trägt vielleicht einen weißen Kittel, spinnt aber trotzdem.

Ich müsste an diesem Abend den Fragebogen der Klinik zu kaputten Türschlössern und Bestrafungswünschen ausfüllen, der sich liest, als hätte ihn J. Edgar Hoover 1936 im Zustand einer schmerzhaften Dauererektion verfasst. Aber es kommt mir sinnvoller vor, stattdessen eine eigene Liste zu schreiben:

1. Beim Versuch, deine Depression kleinzukriegen, sind dir die hinterhältigsten Tricks erlaubt. Sei dabei nicht schüchtern (einen prima Trick erkläre ich im übernächsten Kapitel).
2. Du solltest dich nicht davor fürchten, in die Psychiatrie zu gehen.
3. Du musst dich nicht vor Medikamenten fürchten.
4. Denk daran, dass alles, was dir gerade hilft – joggen, Serotonin-Wiederaufnahmehemmer, Schlafmittel –, seine Wirkung irgendwann verlieren könnte. Wenn dir also etwas hilft, dann benutze es sofort. Bleib so lange wie nötig dabei.
5. Hab keine Angst vor Gespenstern.

Auftritt der freundlichen Schwester mit dem guten Gedächtnis: »Haben Sie Ihren Fragebogen schon ausgefüllt?«

Ich, leicht manipulativ: »›Ich genieße es, hart bestraft zu werden. Ja/Nein‹. Geht auch ein Mittelding: ›Kommt drauf an, von wem‹?«

Sie hört sich alles mit einer Unerschütterlichkeit an, die man nur als Kerngesunder in der Klapse erwirbt. »Gab's Clown zum Frühstück? Nee?« Na gut, ich sei Fragebogenverweigerer, das käme jetzt so in die Unterlagen. Sie selbst, sagt sie, sehe das tolerant.

4 / Meine kurze Geschichte der Depression

Seit mein Kopf wieder *okay* sendet, lässt auch die Wackligkeit in Gedächtnisangelegenheiten nach, die Empfindlichkeit für Geräusche, der Schmierfilm über der Außenwelt verschwindet. Freundliche Mächte schieben den Farbregler nach oben. Mein rotes Moleskine-Notizbuch liegt im Morgenlicht als perfekter kleiner Körper auf dem Nachttisch. Es geht weiter mit mir, vorläufig natürlich und auf Widerruf. Mein Zimmernachbar fehlt; im gleichen Moment, in dem ich das feststelle, fragt mich die Morgenschwester, ob ich ihn gesehen hätte.

»Wird schon beim Frühstück sein«, sage ich, »er war vor mir im Bad.«

Sie läuft nervös durchs Zimmer, dann kommt eine zweite Schwester, die mich noch einmal das Gleiche fragt. Ob er mir irgendetwas gesagt hätte, wo er hinwill?

»Weit kann er nicht sein. Seine Sachen stehen doch alle noch hier.«

»Das passiert manchmal«, sagt die Schwester.

»Was passiert?«

»Dass einer geht.«

Gegen zehn sammelt sie alles ein, was ihm gehört, Waschzeug, Zweitschuhe, Lebensmittel, Papierkram, legt es in seine Tasche und trägt es fort. Ich weiß, ich müsste mich gruseln, das wäre eine angemessene Reaktion, aber dazu fühle ich mich einfach zu gut. Auch die Depriträume ziehen nicht mehr ihre Kreise. Stattdessen gibt es eine Art freundlicher Kurzfilme. Kurz vor dem Aufwachen erklärte mir ein Carabiniere mit einem kompliziert konstruierten Lackhelm, ich müsse jetzt mit ihm auf die Sprezzatura. Ich: Müssen Sie grade sagen.

Davon war ich lachend aufgewacht. Beim Frühstück grinse ich immer noch periodisch vor mich hin. Ich weiß, das gehört sich nicht ganz angesichts der Frage, wo der Mann aus meinem Zimmer gerade herumläuft und wie es ihm geht, meine Fröhlichkeit wirkt mindestens empathiefrei. Aber selbst darüber kann ich mir im Augenblick keine Sorgen machen.

Hey, seit gestern bekomme ich nicht nur Citalopram, sondern auch zweimal täglich Lithium, und trotzdem oder deswegen arbeiten meine Synapsen wie frisch geputzt und gebootet. Vielleicht ein bisschen schnell. Aber ich will mich nicht beschweren. Natürlich liegt die Frage nah, ob es sich bei der Beschleunigung um die ärztlicherseits schon angedrohte Hypomanie handelt. Aber wie Esra sagt, der kleine depressive Informatiker von der B-Station: »Eine kleine Hypomanie wäre jetzt nicht schlecht.« Sie lässt sich auf jeden Fall besser aushalten als die Wiederholungsschleifen der Trauer. Als müssten die bis vorgestern noch heruntergedimmten Bereiche in meinem Kopf etwas nachholen oder einfach nur Funktionsbereitschaft demonstrieren, schicken sie unentwegt hochpräzise Erinnerungsbilder, die den Unterschied zwischen dem Augenblick auf der Station III und den späten Siebzigern praktisch aufheben.

Mit zwölf Jahren hätte ich die folgende Liste meiner Lieblingstätigkeiten zusammengestellt: einen Finger in die halbsteife Farbe frischgestrichener Fensterläden drücken. Schlachtpanoramen zeichnen. Sonntagvormittag in der Küche heimlich rohes Rindfleisch essen. Im Garten zelten.

Die Plätze hätten ständig untereinander gewechselt, bis auf den ersten, den Platz des Museums. Das Kunstmuseum mit seiner verdreckten Sandsteinfassade betrat ich immer in der gleichen gehobenen Stimmung wie den eingebauten Wandschrank in unserem Familienschlafzimmer, hinter dessen aufgereihten Bügeln mit allen möglichen, meist seit Jahren nicht mehr getragenen Sachen sich unter anderem Kartons mit Fotografien befanden, die Fotoausrüstung meines Vaters, Magazinhefte aus den Sechzigern, ein Luftgewehr in Einzelteilen, eine Harpune, ein schweres Tauchermesser, Briefmarkenalben von Schaubek und ein Umschlag mit druckfrischen norwegischen Kronenscheinen von 1944. Auf der Rückseite des Schranks gab es keine Holzwand, sondern nur die mit alter Tapete bedeckte Mauer und in der Mauer Ausbuchtungen, die bei niedriger Höhe tief in die Ziegelschicht führten. Selbst im August sammelte sich salpetrige Feuchtigkeit am Mauerwerk dieser Kavernen. (Dort, hinter einem unauffällig markierten Stein, vermutete ich lange eine Parabellumpistole mit geriffeltem Metallgriff, die ich mir intensiv vorstellte, ohne Erfolg, denn sie zeigte sich auch nicht hinter Ziegeln, die ich lockergekratzt hatte.)

Unser Museum in L. besaß in meinen Augen eine vergleichbare und sogar in mancher Hinsicht überlegene Qualität. Meinen Eltern lief ich meist voraus, um Zeit zu gewinnen, in der ich mir die Wassertropfen und Insekten auf den niederländischen Blumenstillleben anschaute (Blumen ohne Tropfen und Tiere interessierten mich nicht). Zur Routine gehörte es, jedes Mal einen Blick in das Mundinnere des schreienden Marmormannes von Balthasar Permoser zu werfen, in dem manche Leute gerollte Fetzen ihrer Eintrittskarte deponierten. Den schönen Himmel in Caspar David Friedrichs »Lebensstufen« sah ich immer so lange an, bis ich dachte, ich hätte seine Malmethode kapiert. Mir kam es absurd vor, dass der schreiende Kopf »Die Verdammnis« hieß, das Bild mit dem schönen Himmel »Lebensstufen« und ein Schloss inmitten von Wasser »Die Toteninsel«. Mein Lieblingsgemälde, auf das ich mich schon zwei, drei Räume im Voraus freute, hieß erfreulicherweise einfach »Selbstbildnis« und zeigte den Maler Jan van Wijckersloot, einen teigigen Herrn mit Perücke, in dessen Umgebung es ähnlich rätselhaft zusammengestellte Dinge zu sehen gab wie hinten in unserem Schlafzimmerschrank: einen Muskelmann aus Gips, Rosen, Skizzenpapier und ein kleines rundes Bild im Bild, das Porträt eines jugendlichen Künstlers, der wiederum einen Schafskopf malt, dessen Zähne ein Messer halten. Das Großartigste allerdings schwebte mehr oder weniger ohne Halterung um eine brennende Kerze in Wijckersloots rechter Hand, ein grüner, spiraliger Papierstreifen, der eine Augenstudie zeigte, einen halboffenen Mund, gefaltete Hände, und, jedenfalls in meiner Erinnerung, Buchstaben, Variablen und Mikrokritzeleien, alle mit spitzem Pinsel gemalt, um die Manier einer Federzeichnung nachzuahmen.

So stellte ich mir *Wissen* vor, als abrollendes DNA-förmig gewundenes Band mit Bildern und Notizen, die ohne

Erklärung aufeinanderfolgten und die ich nur entziffern müsste, bis nach zwanzig oder hundert Metern eine Weltformel stehen würde. (Im Wissenschaftsteil eines Schrankmagazins, das ich studiert hatte, versicherte ein Forscher, endgültigen Lösungen würde man ihre Richtigkeit sofort ansehen. In dieser Hinsicht machte ich mir also überhaupt keine Sorgen.)

In den Minuten, die ich brauche, um in der Stationsküche Tee aufzugießen, falten sich diese Bilder auf, mit einer Geschwindigkeit, die ich bräuchte, um *Daumen in Fensterladenfarbe – Tauchermesser – Museum – Weltwissen* respektive *papp* zu sagen. Allerdings besitzen die kurz aufleuchtenden Bilder auch in der Struktur eine Enzyklopädie mit feinen thematischen Überlappungen und einem roten Fädchen von A bis Z. Ich muss sagen, dass mir meine erste medikamenteninduzierte Hypomanie total schön vorkommt.

Ich analysiere mich beim Teetrinken so nüchtern und objektiv wie überhaupt nur möglich. Bestenfalls schwebe ich ein Stück über Normalnull, verglichen mit meinem Gemüsezustand vor meiner Selbsteinlieferung. In diesen Tagen hatte ich beispielsweise meinen kompletten Schlüsselbund im Fahrradschloss steckenlassen und war mit der um die Sattelstange gewickelten Kette samt klapperndem Bund durch München gefahren, stellte dann kopfschüttelnd fest, das alles noch da war, und steckte vor der Rückfahrt wieder und geradezu ostentativ subaufmerksam meinen Fahrradschlüssel mit allen anderen Schlüsseln dran ins Schloss und radelte mit dem für mich nicht hörbaren Geklapper im Rücken zum zweiten Mal durch die Stadt, in die Flitterwochen mit der Depression, der alten Schnatze. Ich musste in einer beschämenden

Körperhaltung auf der Straße vor dem Haus herumkriechen, zum Glück weitgehend ohne Zeugen, weil ich in einer unerklärlichen Handlung mein Hörgerät aus dem Ohr genommen und fallen gelassen hatte. Kleinstelektronik für tausendfünfhundert Euro auf dem Asphalt, das konnte mir auch in meinem zerfaserten Zustand nicht egal sein.

Bei meinem letzten Versuch, am Automaten Geld zu ziehen, reimte ich mir für einen sehr kurzen Moment noch meine Geheimnummer zusammen, um dann zu erleben, wie die Zahlenkette vor meinen Augen durch einen Gedächtnisgully und damit in ein Ressort meines Gehirns rasselte, an das ich definitiv nicht mehr herankam. (Als ich Esra gestern davon erzählte, sagte er: »Nimm als Geheimnummer einfach die letzten vier Stellen von Pi.«)

Also noch einmal, ganz objektiv: Gemessen an diesem Hirntremor geht es mir gut, aber nicht zu gut. Mit meinem Zustand der Beschleunigung sollte ich allerdings zwingend mehr anfangen, als nur im Aufenthaltsraum zu sitzen und Tee zu trinken. Ich bin Insasse einer psychiatrischen Klinik, in meinem Kreislauf zirkulieren Psychopharmaka, aber es gibt immer noch eine nicht totzukriegende Autonomie, ich bin mehr oder weniger immer noch ich. Immer noch ich.

Darüber, dass ich meinen freien Kopf gegenüber einem Problem in meinem Kopf verteidigen kann und dass jeder so etwas können sollte, will ich gleich losschreiben. Ich muss nach Hause zu meinen Büchern und spüre ziemlich sicher, dass ich jetzt das Band des Wissens à la Wijckersloot in der Hand halte und nicht wie meine PIN an den Gully verliere, ich muss nur dem grünen Band nachgehen wie schon damals in meiner Vorstellung als Zwölfjähriger im Museum, ich darf nicht aufhören, bis die endgültige Erkenntnis in meinem Kopf *pling* macht. Was ich dazu an Material brauche, glaube ich fast durchweg schon zu kennen oder leicht beschaffen zu können, es geht also nur noch darum, alles in die richtige Reihenfolge zu bringen. Rechtzeitig vorm Überschnappen fällt mir ein, dass es bei Texten ja immer um die Reihenfolge geht. Kein professioneller Schreiber scheitert an Materialknappheit.

Ich packe Turnschuhe und Handtuch in meine Tasche und frage die Schwester vorn am Glaskasten, ob ich zum Training darf. Mir kommt das zweckdienlicher vor, als ihr mein frischgeschlüpftes hypomanes Recherche- und Schreibprojekt auf die Nase zu binden, obwohl alles in mir zuckt, genau das zu tun.

»Um 22 Uhr müssen Sie aber wieder drin sein«, sagt die Schwester. »Sie sind doch zuverlässig, oder?«

Prima, durch die Ausgeherlaubnis regrediere ich erst recht zu einem Zwölfjährigen, was sowohl meiner akuten Begeisterung als auch meiner Museumserinnerung sehr entgegenkommt.

Ich bin also nicht der melancholisch aussehende Mann, von dem P.G. Wodehouse schreibt, »er hatte die Anmutung eines Menschen, der nach dem Leck in der Gasleitung seines Lebens mit einer angezündeten Kerze suchte«[3]. Ich bin vielmehr, wie mir ein kurzer Kontrollblick ins U-Bahn-Fenster sagt, ein zwanghafter Lächler, der wunderkerzenschwenkend direkt auf die Havariestelle zurast.

In einer Sonderausstellung des Museums hatte ich mit vierzehn oder fünfzehn zum ersten Mal Dürers Stich »Melencolia I« gesehen, entstanden 1514, kurz nach dem

Tod von Dürers Mutter. Selbst denjenigen, der das ikonographische Programm nicht entschlüsseln kann, zieht das Bild wie durch ein kleines Fenster in eine andere Landschaft, die erst tief hinten am Horizont über dem Wasser und unter der falschen Sonne endet. Melencolia I beruht auf einem durchcodierten Aufbau, und wer ihn entziffert, der liest darin fast das gesamte Menschheitswissen über Melancholie zum Beginn der Neuzeit. An der Engelsgestalt im Vordergrund gefiel mir besonders das dunkle Gesicht, es erschien mir mürrisch, maurisch, zumindest ganz allgemein südlich. Wozu hält er einen Zirkel? Weshalb stützt er seinen Kopf auf? Warum liegt Zimmermannswerkzeug zu seinen Füßen? Ich wünschte mir sehr, für Engel, Glocke, Quadrat, Sanduhr, Kugel, Polyeder und alles andere die Lösung zu erfahren.

Dürers Engel verkörpert die zwei wichtigsten Deutungen der Melancholie. Seine dunkle Haut weist auf den Ursprung des Wortes und ganz allgemein auf die hellenische Vorstellung von den vier Menschentypen hin, wie sie sich als Universallehre zwischen 400 vor und 200 nach Christi auffächerte, festgehalten von den Medizinern Hippokrates von Kos und Galenus von Pergamon. Den antiken Denkern leuchtete die Trennung von Medizin, Biologie und Philosophie noch nicht ein. Sie definierten als die vier bestimmenden Flüssigkeiten des Körpers gelbe Galle, Blut, Schleim und schwarze Galle. Überwog einer der Säfte, geriet der Mensch in einen unharmonischen Zustand; der Gelbgallige erschien seiner Umwelt als Choleriker, der Blutbestimmte als Sanguiniker, der Schleimtyp als Phlegmatiker und der Schwarzgallige, abgeleitet vom griechischen Begriff für schwarze Galle, *mélaina cholé*, als Melancholiker. Ihm ordneten Hippokrates, Galen und andere Gelehrte Schwermut, Langsamkeit, dunkle Hautfärbung, aber auch Aufrichtigkeit und Tiefe zu, außerdem noch eine Reihe übler Verdauungsprobleme. Nach ihrem Verständnis beschrieben sie damit kein Krankheits-, sondern ein Menschenbild. Die Leiden dieses Typs sollten kuriert werden wie die der anderen auch, indem ein Arzt die vier Säfte, lateinisch *humores*, wieder ins Gleichgewicht zu bringen suchte. Bis in die Renaissance und darüber hinaus gebrauchten Gebildete für die vier Erscheinungen den Begriff *complexiones*. Als gebildeter Renaissancemensch kannte Dürer die Säftelehre selbstverständlich. Zu Beginn seiner »Vier Bücher von menschlicher Proportion« schrieb er: »Wir haben mancherlei Gestalt der Menschen, Ursach der vier Komplexen.« Das dunkle Gesicht des Engels vertritt also die Tradition der antiken Humorallehre, die den Grund für die Melancholie in der Natur sucht und der Annahme folgt, Melancholiker könnten nichts für ihren Zustand.

Sein Engel stützt aber auch seinen Kopf in die Hand. Ein Christ der Dürerzeit las darin nicht nur eine Körperhaltung, sondern ein klares Konzept, so wie ein Internetuser heute nicht erst rätseln muss, was :(oder ;) bedeuten. Ein ruhender Kopf in der Hand symbolisierte schon Jahrhunderte vor Dürer und noch lange danach die Sünde der Acedia, eine der sieben Todsünden, deren Wortbedeutung zwischen Trägheit, Abkapselung und Gleichgültigkeit oszilliert. Seelenträgheit, ein heute verschollener Begriff, trifft die Wortausstrahlung am besten. Der flämische Kupferstecher Hieronymus Wierix beispielsweise stellte seine Allegorie der Acedia als Frau mit aufgestütztem Kopf dar, Pieter Brueghel der Ältere platzierte gleich zwei dieser sprechenden Figuren auf dem Acedia-Blatt seines

Todsündenzyklus. Eine der ältesten Acedia-Darstellungen, eine englische Kalksteinfigur aus dem dreizehnten Jahrhundert im Museum of Fine Arts in Boston, zeigt eine traurige Männerfigur mit aufgestütztem Kopf.

Christliche Mystiker gaben sich nicht mehr mit der Herleitung von Traurigkeit aus dem Überfluss schwarzer Galle zufrieden. Sie übersetzten Abkapslung und Traurigkeit als Sünde, als Abwendung von Gott, und verketteten Melancholie mit der Sünde der inneren Trägheit. Im dritten Jahrhundert beschrieb der Eremit Euagrios Pontikos einen Mönch, den der antike Hippokrates einen Melancholiker genannt hätte und ein Arzt im späten neunzehnten Jahrhundert einen Depressiven: »Die Sonne scheint dem der Acedia verfallenen Mönch stillzustehen, der Tag kommt ihm unendlich lang vor. Er wird von dem Dämon getrieben, aus der Behausung zu gehen, die Sonne anzustarren und ihren Stand zu prüfen. Hass gegen seinen Aufenthaltsort, gegen sein Leben und seiner Hände Arbeit überkommt ihn, und er glaubt, dass die Liebe seiner Gefährten nachgelassen habe und es niemanden gebe, der ihn mit seinem Trost zu helfen bereit sei.«

Der letzte Satz könnte so ähnlich auch bei Michel Houellebeq oder Rainald Goetz stehen. Überhaupt: Die reinen Beschreibungen Depressiver von König Saul bis heute ähneln einander in auffälliger Weise. Wenn die Krankheit den mehr oder weniger konstanten Kern bildete, dann legten sich die Deutungen über Jahrhunderte wie Hüllen darüber. Hass gegen die meisten Aufenthaltsorte, die Botschaft nachlassender und sogar verschwundener Liebe, diese Angriffe erlebt jeder Depressive nicht viel anders als Pontikos' Mönch. Depression als verschwindende Liebe zur Welt und gleichzeitig als nachlassendes Geliebtwerden, wenn auch nur im eigenen Wahrnehmungsraster: Diese Wahrnehmung scheint einen festen Kern der Krankheit zu bilden.

In seinen Tischreden zitierte Martin Luther gern den damals populären Spruch *caput melancholicum est balneum diabolicum*, der melancholische Kopf ist ein Bad des Teufels. Nach christlichem Verständnis gab es durchaus Raum für körperliche Ursachen der Melancholie. Aber hauptsächlich dient die Geistesverfassung als Nährboden der Sünde. Ein seelenträger Mensch bemüht sich nicht genug, seine Faulheit erstreckt sich auch auf den Glauben, er fällt von Gott ab. Er trägt die Schuld oder wenigstens Mitschuld an seinem Zustand. In der Acedia-Darstellung von Hieronymus Bosch von etwa 1480 reicht eine Frau einem abwesend dasitzenden Mönch Rosenkranz und Gebetsbuch, die aus ihrer Sicht nötigsten Gegenmittel. Zu Füßen des Mönchs von Bosch ringelt sich übrigens der schläfrige Hund, den Dürer später in seinen Stich kopierte. Den zusammengerollten Hund als Symbol für Traurigkeit reichten Maler über Generationen weiter bis in die Moderne. In dem Bild »Der Liebeskranke« von George Grosz tritt das melancholische Tier 1916 zum vorerst letzten Mal auf.

Der Traurige mag traurig sein, aber auf jeden Fall sündig – aus dieser Theorie verläuft eine direkte Linie bis in die Neuzeit, bis zur Praxis, seelisch Kranke und damit auch Depressive einzusperren, sie mit Zwangsarbeit, Schlägen und Kaltwasserkuren zu traktieren, kurzum, ihnen etwas Schädliches *auszutreiben*. Noch bis in die Lebzeiten von Voltaire und Kant gliederten die Behörden *Tollhäuser* nicht selten den Zucht- und Arbeitshäusern an. Welchen *Curmethoden* das Personal sie dort unterzog, beschrieb der hallesche Arzt und Aufklärer Johann Christian Reil im Jahr 1803: »Wir sperren diese unglücklichen Geschöpfe gleich Verbrechern in Tollkoben, ausgestorbene Gefängnisse, neben den Schlupflöchern der Eulen in öde Klüfte über den Stadttoren oder in die feuchten Kellergeschosse der Zuchthäuser ein, wo kein mitleidiger Blick des Menschenfreundes dringt, und lassen sie daselbst, angeschmiedet in Ketten, in ihrem eigenen Unrat verfaulen. Ihre Fesseln haben ihr Fleisch bis auf die Knochen abgerieben, und ihre hohlen und bleichen Gesichter harren des nahen Grabes, das ihren Jammer und unsere Schande zudeckt. Man gibt sie der Neugierde des Pöbels preis, und der gewinnsüchtige Wärter zerrt sie, wie seltene Bestien, um den müßigen Zuschauer zu belustigen.«

Was ihnen als Therapie verabreicht wurde, mäanderte zwischen Medizinstudentenulk und Sadismus. An keinen Patienten durften Ärzte so viel ausprobieren wie an Seelenkranken, ohne deshalb irgendwelche Unannehmlichkeiten fürchten zu müssen. Depressive wurden auf Drehmaschinen geschnallt, die sie bis zum Erbrechen im Kreis rotierten; ihre Doktoren übergossen sie mit kaltem Wasser, setzten ihnen Blutegel an den After und überraschten sie mit Kanonenschüssen. Eine originelle Methode entwickelte der Arzt Ernst Horn, indem er Patienten in einen Sack steckte, um sie von äußeren Reizen abzuschneiden. Im Jahr 1818 befreite er eine Frau an der Charité auf diese Weise von ihrer Depression, allerdings dadurch, dass er sie erstickte. Der Brite Alexander Morison notierte 1840 in seinem illustrierten Werk »The Physiognomy of Mental Diseases« unter der Abbildung eines Langzeitinsassen mit Zipfelmütze, er sei »sehr schlauer Natur« und habe »irre Ideen von hohem Rang«.

So, wie ich den Bedarf von Amtspersonen am Exempelstatuieren kenne – und Irrenhauswärter versahen damals Amtsaufgaben und statuierten nie etwas anderes als Exempel –, hätte mich damals nichts gerettet, Dummstellen nicht, Schlaustellen (siehe oben) schon gar nicht. Irre Ideen. Ein paar dutzend Fahrten auf der Kotzmühle wären um 1820 mindestens für mich fällig gewesen. Das Anketten der Irren erklärt sich unter diesen Umständen mühelos als Selbstschutz der Wächter, die andernfalls gerade von den körperlich fähigen Geisteskranken umgehend erwürgt worden wären.

Ausläufer der Idee, man müsste Seelenkranken etwas austreiben, reichen als Unterströmung bis in die Gegenwart. Depressive inszenieren und übertreiben ihr Leid, tun nicht genug und drücken sich vor der Welt: Diese Überzeugung findet vergleichsweise immer noch mehr Anhänger als der Verdacht, Leute mit Bluthochdruck ließen es sich zu gutgehen. Psychische Krankheiten verbinden sich auch in der Gegenwart mit Scham und Beschämung, was sich ganz gut an dem toleranten Räuspern des Gesprächspartners ablesen lässt, wenn ein Depressiver seinen Aufenthalt in der Klapse erwähnt, während die gleiche Spannung nie aufkommt, wo ein Partygast seinen Bandscheibenvorfall schildert.

Von den Patienten auf der Station sagen alle, Lena, Dieter, Jan oder Esra, sie würden auch draußen über ihren Psychiatrieaufenthalt reden. Manche planen das in ihrem Ehrlichkeitsfuror geradezu. Ich ja auch. Patienten der Psychiatrie bilden allerdings eine Auswahl. Sie mussten einem Arzt und ein paar privat wichtigen Menschen ihre Depression erklären, sie möchten für eine Weile Insassen sein und akzeptieren ihre Therapie. Diejenigen, die sich mit ihrer Depression zu keinem Arzt und keiner Notaufnahme trauen oder den Moment zumindest lange aufschieben, zögern vermutlich deshalb, weil sie sich schämen. Andere kommen in eine Klinik, möchten aber den Kreis der Mitwisser so klein wie möglich halten. Auf die Frage, ob jemand seine Depression bekannt machen sollte, in welchem Stadium auch immer, empfehle ich eine klassische Formel. *Alles, was Sie sagen, kann gegen Sie verwendet werden. Sie haben das Recht zu schweigen.* Jeder sollte genau überlegen, ob er gerade dabei ist, die feine Linie zwischen Offenheit und Selbstverletzung zu überschreiten. Vor meiner Selbsteinlieferung in die Klinik hatte ich einer Berliner Politikerin gemailt, dass ich vorübergehend weg sein würde und warum. Sie lebt seit mehreren Jahrzehnten mit wiederkehrenden depressiven Episoden. Irgendwann, sagte sie, würde sie das vielleicht öffentlich machen. »Aber nicht, solange ich in der aktiven Politik bin.«

Dürer – wir befinden uns immer noch in dem imaginären Museum –, Dürer also mischte in seiner Flügelgestalt beide Konzepte im Verhältnis eins zu eins, die körperliche Krankheit und den Sündenverdacht. Für eine widerspruchsfreie Allegorie hätte er sein Blatt kaum zur Wunderkammer von Rechenaufgaben und Symbolen gemacht.

Als ich das Bild mit vierzehn zum ersten Mal sah, liebte ich vor allem das magische Quadrat, die Kugel, den Polyeder. Ihre perfekten Oberflächen ziehen vermutlich jeden pubertären Decodierer an, um ihn dann an ihrer Undurchdringlichkeit abprallen zu lassen. Als ich damals glaubte, ganz kurz vor der Lösung seines Bilderrätsels zu stehen, hatte ich gerade eine Mathematikolympiade gewonnen, allerdings eher aus Versehen und mit einer miserablen Punktzahl, nämlich 27 von 40. Niemand in meiner Klasse ahnte, wie unfähig ich in mathematischen Dingen war. Es gelang mir, dieses kostbare Wissen zwei, drei Schuljahre lang zu hüten. Ein Jahr nach der ersten Mathemeisterschaft schaffte ich noch einen vierten Platz mit 32 von 40 Punkten, an einem extrem klaren Tag, innerlich blauer Junihimmel, die Gedanken so unverklebt wie später lange nicht mehr. Ich stieg also in den Augen von Lehrern und Mitschülern ab, aber respektabel. Damit verbaute ich mir jede Gelegenheit, mich noch unauffällig aus dem Schwindelunternehmen des angeblichen Mathetalents AW zu verabschieden. Ein Irrtum zog den nächsten nach sich. Mitglieder irgendeiner Auswahlkommission schickten mich in ein sogenanntes Mathespeziallager nach Oybin im Vogtland. Die Gegend um den *Luftkurort* wirkte nicht hässlich. In diesem Sommer gab es warme Nächte, selbst dort oben im Mittelgebirge. Ein Junge aus der Nachbargruppe gewann die Lagermathematikolympiade und die Lagertischtennisolympiade, in den Unterrichtsstunden sagte er immer das Richtige, er sah gut aus und wirkte allgemein sympathisch. Ab und zu unterhielt er sich auch mit mir. Ich fiel durch alle Tests, kritzelte Zeichnungen von hasserfüllten Land-, Luft- und Seeschlachten in mein Heft und arbeitete an meiner fettigen Haut. Zum ersten Mal kamen und gingen Hunger, Müdigkeit und Konzentrationsfähigkeit in einem Wechsel, den ich vorher nicht kannte. Nach ein paar Tagen fragte unser Gruppenleiter, ob mit mir alles okay sei.

»Warum nicht«, sagte ich.

Dürer, vermute ich, ähnelte schon in seiner Jugendphase eher dem Superjungen des Lagers als mir. Später entwickelte er sich zum Supermann. Als er Melencolia I stach, mit 43, stand er auf dem Höhepunkt seiner Fähigkeiten. In seinen Lehrbüchern entwarf er als Künstlergelehrter komplexe geometrische Körper, Proportionsschemata, Gebäude und Idealstädte, seinen Schülern erklärt er, ein Mensch mit diesen Gaben ziehe Neider an, das sei nur natürlich. An einer einzigen Stelle warnte er junge Künstler in einer Auflistung aller möglicher Gefahren, »das sechst, ob sich der Jung zu viel übte, davon ihm die Melancholey über hant mocht nehmen, daß er durch kurzweiliges Saitenspiel zu lehren dovon gezogen werde zu Ergetzlichkeit seins Geblüts«.

Möglicherweise kannte er auch den mittelalterlichen Text von Heinrich von Gent oder zumindest dessen schmeichelhaften Gedanken, zwischen Melancholie und mathematischem Interesse bestünde ein Zusammenhang: »Was immer sie [die Melancholiker] denken, ist etwas Räumliches, oder besitzt doch einen Ort im Raume wie der Punkt. Daher sind solche Leute melancholisch und werden die besten Mathematiker, aber die schlechtesten Metaphysiker.« Von Gent kehrte damit wieder zu dem antiken Konzept zurück, den Schwarzgalligen neben Problemen auch Talente zu gönnen. In seiner diffusen Bedeutung von Traurigkeit, Trägheit und Abkapselung schloss sein Melancholiebegriff damals möglicherweise auch Autismus und Inselbegabung ein. Unter Autisten und Savants kommt eine Begabung für Zahlen, Daten und Geometrie tatsächlich häufiger vor als im Durchschnitt. Aber wie von Gent seine Schlussfolgerungen begründete, konnte Dürer egal sein. Jedenfalls trieb ihn etwas dazu, gerade dort so offen wie in einem Therapiegespräch von sich zu erzählen, wo er sich hinter der Ordnung von Zahlen und geometrischen Figuren verstecken konnte.

Das magische Quadrat unter der Glocke und über dem Engel, eine alte Erfindung namens *Tafel des Jupiters*, zeigt vertikal, horizontal und diagonal jeweils die Endsumme 34. Für seine Zwecke gruppiert Dürer das antike Original leicht um. Mit der unteren Zeile 4/15/14/1 signierte er den Stich: In der Mitte steht das Entstehungsjahr 1514, die Eckzahlen markieren den vierten und den ersten Buchstaben des Alphabets, D und A. Die Reihenfolge Dürer Albrecht entspricht nicht nur der süddeutschen Praxis, sondern auch der ungarischen Tradition der Namensnennung, die sein Vater mitbrachte (übrigens zusammen mit dem Familiennamen; Dürer der Ältere stammte aus dem ungarischen *Ajtos. Ajtó*, auf Ungarisch Tür, deutschte er als Dürer ein).

Neben der Datumszeile liegt eine viel größere Vertraulichkeit im zweiten Code des Quadrats, dem Todesdatum von Dürers Mutter, das sich auch als Notiz auf seinem berühmten Porträt Barbara Dürers findet: »Und ist verschieden im 1514 jor am erchtag vor der Crewzwochn um zwey gennacht«.[4] Der Erchtag (Dienstag) vor der Kreuzwoche fiel 1514 auf den 16. Mai; »zwey gennacht« nummeriert nicht die Stunde, sondern zählt, wie seinerzeit in Nürnberg üblich, den Abstand zum Beginn der Nacht. Barbara Dürer starb also zwei Stunden vor Einbruch der Dunkelheit. Die Linie durch die Felder 16/5/15/14/2 und zur 16 wieder zurück umreißen ziemlich genau ein Fünfeck, das auf den Kopf gestellt die rechte große Fläche des Polyeders bildet, der links von dem dunklen Engel liegt. In dieser Fläche spiegelt sich ein Totenkopf, dezent gestichelt und leicht verzerrt. Der Tod müsste bei einer physikalisch korrekten Spiegelung außerhalb des Bildes stehen, als Halbriese, der den Engel weit überragt.

Am Horizont, dort, wo auf den ersten flüchtigen Blick die Sonne zu strahlen scheint, geht in Wirklichkeit ein Meteor vor dem regenbogenüberspannten verfinsterten Himmel nieder. Höchstwahrscheinlich setzte Dürer den außerirdischen Brocken ins Bild, der am 7. November 1492 im elsässischen Ensisheim einschlug, nur gut vierzig Kilometer von Basel, wo er damals lebte. Schweifsterne und niedergehende Meteoriten hielt man in dieser Zeit für Unglücksboten, für Symbole des Unabwendbaren, vor denen das Davonlaufen nicht lohnte. Die Sonne auf dem Bild steht hoch, wie der Schatten neben der Sanduhr und das Licht auf der Engelsschulter zeigen. Es ist fast Mittag, was ziemlich genau zu Sebastian Brants auf einer Flugschrift verbreitetem Knittelvers über den Donnerstein zu Ensisheim passt: »Neuntzig und zwey umb mittentag / Geschach ein grawsam donnerschlag«. Demnach liegt Westen auf dem Stich links, Osten rechts, der Punkt des Einschlags im Norden, der Kupferstecher sieht die Welt also wieder als Einundzwanzigjähriger von Basel aus und gleichzeitig als älterer Mann in Nürnberg, wo er über seinen bevorstehenden Tod nachdenkt. Das Brüten übernimmt der Engel, der den Künstler vertritt, während er selbst wie der Knochenmann jenseits des Rahmens wartet.

Im magischen Quadrat geht die Rechnung nach allen Seiten auf, an Kugel und Polyeder gibt es nichts zu verbessern; der Mühlstein mahlt nicht, die Himmelsleiter im Hintergrund, für die das Zimmermannswerkzeug im Vordergrund nötig war, lehnt fertig am Turm, niemand benutzt sie, das Schmiedefeuer hinter dem Polyederklotz wärmt nichts, das leere Boot unten am Wasser wartet. Alles wirkt wie ausgekuppelt aus dem Getriebe der Welt.

Nur drei Agenten im Bild bewegen sich überhaupt, der Sand in der Uhr, der Komet am Himmel und Doktor Putto auf dem Mühlstein, der kleine geflügelte Therapeut. Er macht sich Notizen.

Wahrscheinlich gibt es keine großartigere und genauere Landkarte der eigenen Depression, dazu noch miniaturisiert auf ein Papier von 24,5 mal 19,2 Zentimetern. Wie alle Pioniere nahm Dürer viel vorweg. Ziemlich genau das, was er als Modell entwarf, beschrieb reichlich hundert Jahre später der Oxforder Theologe Robert Burton 1621 in dem ersten populären Ratgeber für Depressive mit dem rhapsodischen Titel »The Anatomy of Melancholy, what it is, with all handy Causes, Symptomes, Prognostickes & Severall Cures of it«. Ich hätte damals zu seinen begeisterten Adepten gehört. Er räumte den theologischen Klimbim beiseite, deutete Schwermut konsequent als Krankheit, verursacht durch bestimmte körperliche und kosmische Konstellationen, die auch intellektuelle Schärfe begünstige, jedenfalls ab und zu. Zusätzlich brachte er mit dem Hinweis auf die Eltern auch noch eine genetische Komponente ins Spiel: »Es sind solche, die eine ungünstige Position von Mond, Saturn oder Merkur in ihrem Horoskop haben; solche, die in unterkühlten oder übermäßig heißen Klimazonen leben; die von schwermütigen Eltern abstammen; die in den sechs non-naturalia fehlerhaft sind, dunkelhäutig oder von stark sanguinischer Gesichtsfarbe, die kleine Köpfe haben, heißes Herz und feuchtes Hirn, heiße Leber und kalten Magen, oder die lange an

Krankheit zu leiden hatten; Menschen, die von Natur aus einsam leben, große Adepten, ganz der Betrachtung hingegeben und dem aktiven Leben entzogen – sie alle sind am anfälligsten für Melancholie.«[5]

Auch in den vielen Jahrzehnten nach Burton schwankte das Urteil über krankhafte Traurigkeit weiter zwischen dem Verdacht, der Melancholiker neige zur Sünde, und der Vermutung, er neige zu intellektueller Tiefe. Mathematisches Talent, *great students*, Vorsprung durch Leiden, diesem Konzept folgten Depressive schon zu Dürers und Burtons Zeiten verständlicherweise lieber als dem Gegenpol. Der schottische Arzt Robert Whytt benutzte 1767 in seinem zentralen Werk »Observations on the Nature Causes and Cure of Those Disorders Which Have Been Commonly Called Nervous, Hypochondric or Hysteric« als Erster den Begriff *depression* zur Krankheitsbeschreibung, als er von *depression of spirits* sprach, was sich als Niedergeschlagenheit der Geister im Sinne von Lebensgeistern übersetzen lässt und im Übrigen nicht unmodern klingt: »Diese Verfassung bei solchen von melancholischem Temperament zeigt, neben anderen Symptomen, allgemein bei Gelegenheit beobachtet, Ängstlichkeit, eine große Niedergeschlagenheit der (Lebens-)Geister, und manchmal sehr unbehagliche störende Gedanken.«[6]

Es wäre beruhigend, die Aufklärung über Depressionen als Weg von der mystizistischen Rumpelkammer ins rationale Licht zu beschreiben, mit anderen Worten, als Fortschritt. In Wirklichkeit bewegten sich die Ärzte aber nicht wie GPS-geleitete Forscher in einem Höhlensystem, die von zwei oder drei Abzweigungen immer die richtige nehmen, weil sie schon wissen, wo der Ausgang liegt.

Sie verhielten sich stattdessen wie alle grundsätzlich Ahnungslosen, die ein Labyrinth durchqueren, sie liefen im Kreis, wieder zurück, und nur wenige tasteten sich instinktiv in eine Richtung vor, von der wir heute wissen, dass sie nützlich war. Der Arzt Christian August Heinroth führte 1818 den Begriff Depression ins Deutsche ein. Bis zu seinem Tod 1847 lehrte er in Leipzig das damals sensationell neue Fach Seelenheilkunde. Gleichzeitig zerrte er die eigentlich schon erfolgreich von Burton und Whytt beerdigte Idee von der Schuld und Gottlosigkeit psychisch Kranker aus der Tiefe. »Man sage, was man wolle, aber ohne gänzlichen Abfall von Gott gibt es keine Seelenstörung«, schrieb Heinroth. »Ein böser Geist also wohnt in den Seelengestörten, sie sind die wahrhaft Besessenen.«

Dürer, dreihundert Jahre früher, erweist sich im Vergleich als der deutlich Nüchternere von beiden.

Erst der Mediziner Emil Kraepelin gelangte aus der Zone wilder Spekulation einigermaßen ins Freie. Er definierte 1899 »manisch-depressives Irresein« als Krankheitsbild mit körperlicher Ursache, setzte systematisch Fragebögen zur Diagnose ein und beschrieb den Wert des ärztlichen Therapiegesprächs mit depressiven und manischen Patienten. Altersdepression entdeckte er als eigenständiges Phänomen.

Kraepelins Leben reichte von der dreivierteldunklen Ära des 19. Jahrhunderts bis in viel modernere und gleichzeitig finstere Zeiten. Seine Karriere begann er als Assistent des Nervenarztes Bernhard von Gudden, der am 13. Juni 1886 zusammen mit Ludwig II. von Bayern bei Berg im Starnberger See ertrank, möglicherweise durch einen erweiterten Suizid des wahnsinnigen, nach anderen Quellen allerdings gar nicht so verrückten Königs. In der Nußbaumstraße steht übrigens eine Bronzebüste von Kraepelin in einer kleinen Nische. Wann immer ich vorbeilaufe, grüße ich.

In seinen letzten Lebensjahren – Kraepelin starb 1927 – diskutierten seine jüngeren Kollegen darüber, ob sie psychisch Kranke nicht am besten endgültig erlösen sollten. Sie fanden dafür den Begriff des guten Todes, Euthanasie. Die Nationalsozialisten konnten auf umfangreiche theoretische Vorarbeiten zurückgreifen, als sie im Oktober 1939 mit ihrer Aktion T 4 begannen, dem Abtransport von Psychiatrieeinsassen in Tötungsanstalten. Nicht alle Mediziner dort gehörten zu den fanatischen Nazis, aber fast alle unterstützten die Säuberung der Psychiatrien, kaum einer wehrte sich. Funktionäre wie Hitlers Begleitarzt Karl Brandt und Reichsgesundheitsführer Leonardo Conti variierten den ursprünglichen Sündenvorwurf, indem sie Seelenkranke, auch schwer Depressive, zur gesellschaftlichen Last erklärten. Sie entfernten nur das christliche Mitleid aus der alten Theorie. Depressive und Manisch-Depressive stellten eine sehr kleine Gruppe unter den Ermordeten, aber sie zählten dazu. Eine Liste von 395 Kranken beispielsweise, die 1940 aus der württembergischen Heilanstalt Winnenthal zur Vergasung in die Tötungsanstalt Grafeneck gefahren wurden, nennt zwar nicht einzelne Namen, aber »11 manisch-depressive Psychosen«. Der Anstaltsleiter von Winnenthal namens Otto Gutekunst beschrieb nach 1945, wie er vorher einmal Grafeneck besucht und dort einen Haufen mit Asche und größeren Knochenstücken gesehen habe, die ein Angestellter gerade mit dem Hammer zerklopfte.

In diesen Mordexzessen konzentrierte sich jede Art Menschenfeindlichkeit, die es schon lange vorher gegen psychisch Kranke gegeben hatte, als Ausschluss aus der Gemeinschaft, als Quälerei in vormodernen Anstalten und als Massensterilisation gestörter Menschen. Die Reinigungsphantasie potenzierte sich, um dann zusammen mit dem Dritten Reich in kleine toxische Reste zu zerfallen.

Bis heute deuten manche Autoren irre Züge und speziell Depressionen als Phänomene, die auf etwas außerhalb der Biologie verweisen. Zum Glück kommen ihre Ideen mittlerweile ungiftig daher, höchstens etwas wirr. Der Philosoph Mark Fisher (»Capitalist Realism«) etwa macht vor allem den Kapitalismus für depressive Erkrankungen verantwortlich. Dafür stellt er das alte Sündenmodell von den Füßen auf den Kopf; Depression sieht er also nicht mehr als die Brutstätte des Bösen, die sündige und böse Gesellschaft lässt vielmehr Seelenkrankheiten sprießen. Depressive sind nach Fisher folglich Opfer der Umstände. Allerdings lag die Selbstmordquote beispielsweise in der DDR höher als in der Bundesrepublik. Ich wüsste übrigens gar nicht, welche Umstände ich anklagen sollte. Der Kapitalismus als Schuldiger kommt mir zu trivial vor, München als Depressionsgenerator zu klischeehaft und gleichzeitig zu schwach, die Arbeit in der Medienbranche als nicht schlimm genug.

Jedem steht es frei, seine Depression auf den Kapitalismus zu schieben, so wie Dürers Zeitgenossen möglicherweise die Feudalordnung verantwortlich machten und der melancholische Mönch von Euagrios Pontikos die Zustände in mittelalterlichen Klöstern. Gesellschaftliche Verhältnisse versteht fast jeder besser als Vorgänge im Hirn. Jedenfalls können deutlich mehr Menschen mitreden. Besitzverhältnisse lassen sich deshalb leichter verantwortlich machen als neurologische Zusammenhänge. Wer den Kapitalismus als Depressionsgrund sieht, sollte erstens bedenken, dass es dann auch keine Therapie gibt, denn dem Wirtschaftssystem entkommt praktisch niemand. Derzeit besiedelt es erfolgreich Kuba und vereinzelte nordkoreanische Hinterhöfe. Und zweitens produziert diese erstaunlich zähe Gesellschaftsordnung ein paar sehr brauchbare Psychopharmaka. Wer immer in meiner Gegenwart von Pharmamafia spricht, den frage ich nach ihrer Adresse, weil ich den Mafiosi gern wenigstens eine Postkarte schicken würde: »Ich kann Sie jederzeit wärmstens empfehlen. AW.« (Bei Pharmamafias, sagt mir meine Menschenkenntnis, sitzen dunkel gekleidete Herren und Damen an einem Konferenztisch aus poliertem Obsidian und reichen meinen Gruß gerührt lächelnd weiter.)

Eine Theorie mit ganz anderem Vorzeichen macht Depressive und insbesondere Bipolare zu Kriegern, die als bewundernswerte Einmannarmee gegen eine Horde innerer Orks kämpfen. In der langen Traditionslinie der Depressionsverklärer gehört die Schauspielerin Carrie Fisher (richtig, *die* Carrie Fisher, die in »Star Wars« durch ihren kopfhörerartigen Doppeldutt über beiden Ohren auffiel) mit Sicherheit zu den Originelleren. Und bevor jemand fragt: Ja, ich finde es vertretbar, willkürlich zwei Fishers als Beispiele herauszugreifen.

In ihrer Autobiographie »Wishful Drinking« beschreibt Carrie Fisher über ihre manisch-depressive Prägung wie ein alter Veteran: »Zu den Dingen, die mich am meisten verblüffen (und davon gibt es wenige), gehört die Frage, wie es möglich ist, dass ein derart anhaltendes Stigma an mentalen Krankheiten und speziell an bipolaren Störungen haftet. Meiner Meinung nach verlangt das Leben mit einer manischen Depression im erschütternden Maße Eier. Nicht ganz unähnlich einer Tour durch Afghanistan, nur, dass Bomben und Granaten in diesem Fall von innen kommen. Manchmal kann das Leben als bipolar Gestörter eine Herausforderung sein, die alles abverlangt, die eine Menge Kraft und sogar mehr Mut fordert, so dass du stolz darauf sein solltest, wenn du mit dieser Krankheit lebst und dabei funktionierst, statt dich zu schämen. Zusammen mit dem ständigen Strom der Medikamente sollten sie Orden ausgeben.«[7]

Depressive, nach Fisher II, sind also keine Opfer, sondern Helden innerhalb ihrer Umstände. Ihre Glorifizierung kehrt nur einfach das Vorzeichen der traditionellen Deutung um. Um Seelenkranken mitzuteilen, dass sie sich für nichts zu schämen brauchen, muss man sie allerdings nicht mit Afghanistansoldaten vergleichen. Und für jede Pille einen Orden – ja will ich denn aussehen wie Hermann Göring? Ich für meinen Teil komme bestens mit dem schmucklosen Depressionsmodell zurecht, das die Hüllen der alten und neuen Deutung abstreift und Depression in all ihren Schattierungen als Zustand sieht, der sich überwiegend im Synapsenspalt zwischen meinen Serotoninrezeptoren abspielt. Historische Hüllen abstreifen, das schreibt sich natürlich leicht. Was tatsächlich zusammen mit dem ständigen Strom der Medikamente verabreicht werden müsste, wäre in jeder psychiatrischen Klinik eine Vortragsserie zur Depressionsgeschichte. Denn wer sich damit herumschlägt, muss sich immer auch mit einem ganz anderen Überbau an eigenen Zweifeln und fremden Vermutungen auseinandersetzen als beispielsweise ein Diabetiker. Ein Depressiver, der seine Depression zur friedlichen Koexistenz erziehen will, braucht dazu als Erstes Übersicht. Warum geben so viele den gutgemeinten Rat, über psychische Krankheiten am besten gar nicht zu reden? Warum suchen so viele psychisch Kranke nach ihrer falschen Prägung in ihrem Lebenslauf?

Jeder sollte versuchen, wie Dürer eine Karte seiner Depression zu zeichnen. Auch bei geringerer Kunstfertigkeit als Dürer. Wer gar nicht zeichnen will, kann sich, seine Wohnung und seine wichtigsten Orte und Dinge fotografieren oder filmen. Jedes wie auch immer produzierte Bild deiner eigenen Existenz ist in gewisser Weise klüger als du selbst. Aber als Erstes brauchst du einen historischen Atlas der Depression von Hippokrates bis zu den Serotonin-Wiederaufnahmehemmern, denn nur so zerbröseln die Vorstellungen von Schuld und Scham zu einem Häufchen Staub.

Viel könnte ich auch einer pharmazeutisch begleiteten Depressionsstudienreise rund um die Welt abgewinnen, zuerst nach London ins British Museum, zu Dürers Melencolia-I-Stich, dann nach Oxford zu den Hinterlassenschaften Burtons, nach Boston zu dem traurigen Kalksteinmann, dann ab in die Südsee, um noch ein paar nichtwestliche Krankheitskonzepte zu erforschen und in körperwarmem Wasser zu schwimmen. Gleiche Kopfbedeckungen würden wir natürlich tragen wie jede Reisegruppe, gleiche Brüder, gleiche Kappen, irgendetwas zwischen Mitra, Ketzer- und Pestarzt-Hut, und wir kämen fast garantiert verbessert in die Heimat zurück. Vorher möchte ich Esra meine Forschungsergebnisse überreichen, weil er gestern Abend sagte, er würde in seinen Abstürzen gern ein Muster entdecken.

Instinktiv wehren sich viele Kranke gegen eine Kulturgeschichte der Depression mit dem Einwand, sie würden persönlich gar keine historischen Lasten mit sich schleppen. Dagegen spricht schon die große Zahl von Leuten, die sich ihre Depression nur unter dem Label *Burn-out* eingestehen können. Wer von *Burn-out* spricht, versichert seinem Gegenüber, er habe sich das Problem durch brennende Betriebsamkeit zugunsten von Firma, Projekt und Wertschöpfung eingehandelt. Und auf keinen Fall durch übermäßig langes Sitzen mit aufgestütztem Kopf. Er wehrt sich also gegen die Vermutung einer tiefsitzenden Programmierung, weil er nie ernsthaft von Todsünden reden würde, obwohl er den Acedia- und Sündenbegriff nur zeitgemäß übersetzt.

Wie um uns Insassen einen Prototyp der schon wieder fast verwendungsfähigen Ausgebrannten vorzuführen, schickt die Verwaltung einen neuen Patienten mit muskulösen Oberarmen auf die Station, der läuft, als wäre er aus Karbonfaser gemacht, hoher Tonus, federnder Schritt, sein silbernes Mobildings fest im Griff. Dazu trägt er einen schwarzgoldglänzenden Trainingsanzug, einem Mistkäfer nicht unähnlich. Jochen mit Vornamen. Dazu verleihe ich ihm noch den Nachnamen Samsa als *nome de plume*. Für einen Moment flackert bei mir der Gedanke auf, Jochen Samsa meinen Frühstücksapfel auf respektive in den Rücken zu werfen. Wunderbar. Abneigung ist auch ein Lebensgeist. Spirits! Alle dreißig Minuten wieselt er mit seiner silbernen Schaltzentrale raus vor die Tür, wichtige Gespräche führen. Muss seine Dungkugel rollen. Wahrscheinlich kauft er gerade die Münchner Innenstadt. Wieder zurück, fragt er in die Runde, wann das Gruppengespräch losgeht.

Nominell um drei, wird aber immer später als angeschrieben.

So. Hmhm. Was sagt die Uhr? Jedenfalls Zeitverlust. Karbonfasern auch in seiner Stimme.

Ich verdächtige ihn, ein Undercovertherapeut zu sein, der uns das Falsche (Samsa) im Richtigen (Psychiatrie) vorführt.

Mit meinem hypomanischen auftragslosen Herumforschen und Schreiben ähnle ich Jochen Samsa allerdings auf verteufelte Weise. Mit meinem ebenfalls dynamischen Hinundherlaufen auf der Station. Zur Teeküche, frischen Genmaicha aufbrühen, sofort wieder zurück ins Zimmer zu den Büchern. Dabei immer prüfen, ob das Moleskine noch in der Hosentasche steckt. Zur Warnung notiere ich einen Merksatz aus Eugen Egners »Tagebuch eines Trinkers«: »Nachmittags weinender Mann vor der Haustür. Wehe, wehe, ich war es selbst.«

Vorläufig schnappe ich aber fast über vor Freude, weil die Fundstellen der Bücher auf meinem Nachttisch so gut zusammenpassen. Da keine Privatkasse die eigentlich dringend nötige Depressionsstudienreise bezahlt, stelle ich mir vor, wie ich mich nützlich mache, indem ich eine typographisch schön gestaltete Broschüre *Meine kurze Geschichte der Depression* in den Stationszimmern verteile. Um diese Arbeit ordentlich abzuschließen, sollte ich vielleicht eine der beiden Lithiumtabletten heimlich absetzen, denn ich hege den Verdacht, dass dieser Stoff mich unzumutbar bremst.

Am nächsten Tag finde ich das nicht mehr. Ich zweifle nicht an der Bremswirkung, ich verwerfe nur das *unzumutbar* und gebe mich schon beim Frühstück einsichtig, denn leider nehme ich jetzt selbst in meiner hypomanen Levitation wahr, wie die Paranoia durch meine Hirnstrukturen trampelt. Wenn die Depression ein Miststück ist, dann handelt es sich bei der Paranoia ganz entschieden um ihre dumme kleine Schwester. Die orchestriert meine Angst, jetzt, da ich das Band des Wissens fast fertig abgerollt in der Hand halte, könnte es mir im letzten Moment entwischen, Viren könnten den Text in meinem Laptop zerschießen, beziehungsweise – *oh-oh* – hat die Schwester möglicherweise in einem zweiten Durchgang nicht nur das Zeug des verschwundenen Patienten weggeräumt, sondern auch meins? Meine Notizen. Ich muss sofort nachsehen, ob noch alles daliegt. Mein Moleskine trage ich sowieso immer in der Hosentasche (schnell draufklopfen, ob es noch da ist. Ja, aber gerade noch so.) D., der sich um ein anderes Manuskript von mir kümmern will, meldet sich nicht am Telefon. Was ja nur bedeuten kann, er besitzt meine Datei schon gar nicht mehr. Wenn er meine Nummer auf dem Display sieht, geht er aus Bosheit nicht ran etc. So dumm respektive wahnhaft ist die Hauptperson. Paranoides Denken funktioniert wie Vergessen mit umgekehrtem Vorzeichen, es konstruiert sich selbst aus Abfall und weigert sich, den Kopf wieder zu verlassen.

Die Angelegenheit bekommt langsam lächerliche Züge. Unbehagliche Gedanken, das sah der alte Whytt schon völlig korrekt. Einerseits ist es banal. Zum anderen bin ich es, dem das gerade passiert. Ich als Diktator für mich selbst ordne daher Folgendes an: Es handelt sich um biochemisches Theater in meinen Schläfenlappen, aufgeführt durch die beiden Agenten Kasper und Krokodil. Kasper ernenne ich zu meiner persönlichen Vernunftinstanz. Krokodil verrückt meine Bücherstapel, zupft an den Papierstreifen zur Seitenmarkierung, wirft einen wichtigen Zettel unters Bett, löscht eine Notiz im Rechner und heckt mit den Schwestern Pläne aus. Kasper rückt die Bücher wieder gerade, hilft mir, die Notiz wiederzufinden, und brät Krokodil so dermaßen eine über, dass vorläufig Ruhe herrscht. Dafür gibt's von mir eine Nahkampfspange und ein paar Stunden Sonderurlaub.

Mein Mantra *Ist alles biochemisches Theater* hilft mir enorm. Die Paranoia treibe ich durch einen zweiten Trick wieder in ihre Ausgangsstellung zurück, indem ich alle Störmeldungen innerlich von einem Stoffkrokodil in möglichst alberner Kindergeburtstagstonlage quasseln lasse. *Deine Bücher sind alle wägg wägg wägg un dein Rechner au–. Zack*! Kasper ist auf Draht und brät ihm noch eins über, ich muss nicht mal Anweisung geben. So läuft das.

Kasper kriegt dafür Eichenlaub mit Brilli. Ich glaube, langsam entscheidet sich der Abwehrkampf zu meinen Gunsten. Für einen ganz kurzen Augenblick erwäge ich, ob Carrie Fishers Afghanistan- und Bomben-Vergleich nicht doch etwas für sich hat. Aber alles in allem: nein. Darin liegt ja gerade die Gefahr, aus einem einzelnen verrückten Moment heraus Schlüsse für alles und jedes zu ziehen.

So ungewöhnlich, erklärt mir ein Pfleger, verläuft mein Diagramm bisher gar nicht. Erst der Aufstieg aus dem Tief durch Citalopram, dann ein gewisses Überschießen, spitze Ausschläge, die allmählich nachlassen. Dieses Erfahrungswissen gefällt mir. Um die Depression zu domestizieren wie ein Biest, mit dem ich zusammen in einer Wohnung lebe, sollte ich in einem ersten Schritt alles von ihm wissen. Nicht nur die Geschichte des Begriffs, sondern auch die Systematik, das Standardisierte dieses Zustands, um der blödsinnigen Betrachtung zu entkommen, so etwas wie hypomanische und paranoide Schübe würde nur ich erleben. Mit ziemlicher Begeisterung melde ich mich deshalb zu einem Vortrag von Doktor S. über Psychopharmaka an. Fast alle von der Station treffen sich zu diesem Zweck im kleinen Saal, die ganz schweren Fälle ausgenommen. Esra sitzt in meiner Nähe; ich finde, er ist ein sehr begabter Sitzer, völlig entspannt und neutral, so, wie ich es auch gern wäre. Mit Filzstift zeichnet Doktor S. Synapsen auf ein großes Papier, er skizziert kurz den Hirnstoffwechsel und fragt in die Runde, wer welche Neurotransmitter kennt. Ein paar Patienten, die den Vortrag vielleicht nicht zum ersten Mal hören, zählen auf: Serotonin, Dopamin, Adrenalin, Noradrenalin. Melatonin, meldet Jochen Samsa.

Dann geht es ein bisschen um die Wirkungsweise, die Verschaltung im Kopf. Der Doktor erklärt das mit seinem Morgenkaffee, der ihn schon nach dem ersten Schluck scheinbar munter macht, weil Kaffeegeschmack und Munterwerden als Pawlow'scher Reflex zusammenhängen. Den Pawlow'schen Reflex wiederum spielt er uns vor, indem er pantomimisch ein Glöckchen läutet und dann einen Hund mit Speichelfluss verkörpert; die Szene bildet den heimlichen Höhepunkt seiner Show, denn er besitzt ein phantastisches Talent für diese kleine Einlage. Wir lachen gemeinschaftlich das Depressivenlachen, *chchch*, das ein bisschen nach Tbc klingt, gedämpft und lungenlos, aber egal, gelacht ist gelacht. Doktor S. spielt es gleich noch mal. Dann erklärt er noch schnell die Sache mit dem kaputten Serotoninstoffwechsel, warum er uns traurig macht und dass Tabletten unterschiedlich wirken, weshalb wir nicht zögern sollten, unter Aufsicht mehrere auszuprobieren.

Alle hören zu, bis auf den schizophrenen Korsakow, der sich mit weit nach hinten überhängendem Kopf und offenem Mund auf seinem Stuhl installiert hat und praktisch seit dem ersten Wort des Vortrags schläft. Ich überlege, ob ich es nicht den Besuchern des Kunstmuseums nachmachen und Papierkügelchen in seinem Mund schnipsen könnte. Nach Nick Hornby besteht der Vorteil der Depression ja vor allem darin, dass man sich endlich so schlecht benehmen kann, wie man schon immer wollte.[8] Was hier natürlich nicht in Frage kommt, denn in der Klinik herrscht die samtene Gutmütigkeit eines buddhistischen Retreats. Korsakow wacht exakt zum Ende der Lektion wieder auf, buchstäblich mit der letzten Silbe. Wenn Stühle und Füße scharren, läutet *sein* Pawlow-Glöckchen.

Übrigens verkneife ich mir an diesem Ort so gut wie jede Exaltiertheit. Nach einem populärwissenschaftlichen Vortrag irgendwo draußen hätte ich Doktor S. ohne weiteres gesagt, wie supersüß er als Hund aussieht. Hier würde das sofort etwas in Bewegung setzen, was beispielsweise den Eintrag *verträgt Medikamentierung nicht, Ansätze von Exaltiertheit* nach sich zieht, jemand würde sich womöglich verpflichtet fühlen, meine Pillen neu abzumischen.

Dabei wird doch alles besser für mich. Ich merke, wie ich mich tatsächlich beruhige.

Zwei Tage nach seiner Flucht sitzt mein ehemaliger Bettennachbar im Raum vor der Stationstür, mit dem Kopf fast zwischen den Knien, als wollte er vor allem nicht erkannt werden. Wartet auf ein Gespräch im Ärztezimmer, holt wahrscheinlich seine Sachen. Auf die Station kehrt er nicht zurück. Ich weiß nicht, wie er bei seiner Selbsteinlieferung aussah, aber viel gemüsiger kann sein Zustand damals nicht gewesen sein.

Jetzt, da meine Euphorie nachlässt, kommt zum ersten Mal ein angemessenes Grauen in mir hoch.

5 / Tricks

Bis auf die ganz schwierigen Fälle bekommt jeder von uns auf der Station Wochenpläne und Hinweisblätter, die ihn zu Untersuchungen, Einzelgesprächen und Gruppensitzungen, zum Sport, Malkurs oder in die Ergotherapie schicken. Wir laufen mit Zetteln in der Hand über die Korridore. Mehr oder weniger geht es zu wie in einer Behörde. Tagesstrukturierende Maßnahmen, das Prinzip gilt dort genauso wie hier. Unter pharmazeutischer Begleitung gleitet der Betrieb in ruhigen Bahnen. Unsere Pillen erzeugen einen Zufriedenheitsüberzug, der ziemlich genau dem Filmüberzug von Tabletten entspricht.

In meinem Unterlagenmäppchen liegt ein kleiner weißer Zettel. Ein Termin für mich in der Hals-Nasen-Ohren-Klinik gegenüber. Davon weiß ich nichts. Zumindest mein Haupt- und Nebenhöhlensystem funktioniert doch. Wie in einem postmodernen Text kommt die Auflösung später. Die frisch eingetroffenen CT-Bilder von meinem Kopf zeigen ein Hirn mit regelrechten Windungen, die zur Klage keinen Anlass geben. Eine Etage tiefer, im Übergang zwischen hinterem Nasenraum und Kehle, sitzt eine kleine helle Kugel, im Begleitschreiben als Raumforderung bezeichnet. Raumforderung, das klingt wie Eigenbedarfsklage.

Könnte eine Abkapselung sein, sagt die Stationsärztin

Doktor L. Oder ein Tumor. Jedenfalls ein Zufallsbefund. Doktor L. nimmt wie mit einem chiropraktischen Handgriff den Druck aus dem Diagnosebogen, indem sie das T-Wort mit maximaler Beiläufigkeit sagt. Es löst sich dadurch fast auf, während es sich durch Umgehung und Vermeidung in meinem Kopf zu einer grotesken Größe aufgepumpt hätte, denn jeder denkt bei Raumforderung natürlich an einen tumorösen Zellklumpen. Überhaupt führt L. alle Gespräche mit mir sachlich, fast untertourig, vor allem konzentriert. Aus meiner Sicht muss der ideale Arztsound genau so klingen.

Viele Patienten verlangen in Netzdiskussionen von Medizinern mehr Empathie. Ich finde gerade Ruhe und Zurückhaltung empathisch. Von einem Flugkapitän erwarte ich ja auch den Kommentar *Es ruckelt ein bisschen*, wenn sich ein Luftloch bemerkbar macht. Und erst wenn die Triebwerke schon Feuer spucken, sollte er sagen: Schalten Sie jetzt Ihre Mobiltelefone ein und rufen Sie Ihren Lieblingsmenschen an.

Vermutlich kann niemand die richtige Tonlage als Arzt oder Kapitän oder irgendeiner Autoritätsperson lernen, sie lässt sich höchstens verbessern, beruht aber zum Großteil auf Talent. Äußerlich erinnert Doktor L. übrigens an Mildred Ratched, die Oberschwester aus »Einer flog übers Kuckucksnest«. Dem Verhältnis zwischen Bürger und Psychiatrie tat dieser Film nicht gut. Mit Sicherheit prägten das Drama zwischen Eisberg (Ratched, gespielt von Louise Fletcher) und Flammenwerfer (Jack Nicholson) die Vorstellung von der Klapse nachhaltiger als alle Schriften zusammen. Schwester Ratched gilt bis heute als feminines Spitzenmonster der Kinematographie, noch vor Annie Wilkes in »Misery« und vor Godzilla (ja doch,

Godzilla ist ein Weibchen). Schwester Ratcheds Herrschaftsmittel hießen Eislächeln, Pille, Drohung und am Ende Lobotomie, also Durchtrennung des Hirnbalkens bei einem aufsässigen Patienten. Wie gut sie die böse Königin gespielt hatte, merkte Louise Fletcher als anonyme Kinobesucherin. Sie erlebte einen Beifallssturm, als Nicholson sie auf der Leinwand fast erwürgt.

Doktor L., wie gesagt, wirkt nur in ihrer Erscheinung ratchedhaft, im Umgang mit uns Insassen aber so gut temperiert wie die anderen Ärzte und die Pfleger auch. Ihre professionelle Freundlichkeit hätte mich unter normalen Umständen möglicherweise in die Flucht geschlagen. Aber jetzt, da mich ohne Medikamentenschirm immer noch jede Kleinigkeit umhauen würde, nehme ich sie mit großer Dankbarkeit entgegen. Die anderen von der Station kommen ebenfalls bestens mit den Kittelträgern zurecht, bis auf Korsakow, der allerdings auf einer deutlich anderen Spur läuft als wir Depris. Nach dem Mittagessen will er eine Ausgeherlaubnis, hat sich in Schale geworfen, mutmaßlich sein Fabergé-Ei in die Blazertasche gestopft, und hämmert nun gegen die Bürotür von Doktor L.: »Machen Sie auf! Ich weiß, dass Sie drin sind!«

Ist sie aber nicht. Eine Patientin, die fast den ganzen Tag im Aufenthaltsraum strickend verbringt, senkt jetzt ihre Nadeln, weil sie den Moment nicht verpassen will, in dem er die Tür des Arztkabuffs eintritt. Er holt auch schon mit dem Bein aus wie beim Strafstoß, um dann mit Kawusch – nee, doch nicht.

Sie wendet sich wieder ihrem Schal zu.

Natürlich könnte Korsakow einfach so nach draußen marschieren, aber wenn er es ohne Erlaubnis tut, riskiert er sein Aufenthaltsrecht in der Nußbaumstraße, das dem

Vernehmen nach bei ihm ohnehin am dünnen Parzenfaden hängt.

Tricks. Richtig, in diesem Abschnitt, in den du vielleicht schon vorgeblättert hast, geht es um kleine Selbstentfesselungskniffe. Oder Regeln für Abkürzungen, falls das besser klingt. Sie beruhen jedenfalls nicht nur auf Suggestion. Manchmal helfen sie, indem sie dem Problem eine Struktur geben. Ab und zu drehen sie sogar die Bedingungen zu deinen Gunsten.

Mein Lieblingsmodell für einen makellosen Lösungstrick stammt aus einem antiken arabischen Rechenbuch und besteht in folgender Geschichte: Ein Beduine hinterlässt seinen drei Söhnen testamentarisch eine Herde von 17 Kamelen, die folgendermaßen vererbt werden sollen: Der Älteste bekommt die Hälfte der Tiere, der Zweitälteste ein Drittel, der Jüngste ein Neuntel, wobei die Kamele weder geschlachtet noch verkauft werden dürfen. Mit einem kleinen Kniff lässt sich die Herde tatsächlich weisungsgemäß teilen.[9]

Warum sollte ein Kranker überhaupt zu Tricks greifen?

Weil sie weiterhelfen.

Die Dressur eines Monsters beruht wie jede Erziehung auf Tricks. Eine Depression verhält sich wie ein symbiotisches Monstrum, das viele Gestalten und Namen annehmen kann, sein Wesen aber so wenig ändert wie ein Carnivore mit Säbelzähnen. Ohne einen besonderen Grund beschließt ein großes, massives Etwas, mit uns zu leben. Es lässt nicht mit sich handeln, sich nicht wegschicken, mit etwas Mühe aber in bestimmten Grenzen halten. Wenigstens so weit, dass er seinem Menschen nicht die Kehle durchbeißt.

Bei dem ersten Kniff handelt es sich im Grunde um keinen ausgefeilten Trick, sondern eher um eine Voraussetzung für angewandte Trickologie. Es gibt eine Handvoll Sätze, die das Leben in ein Vorher und Nachher teilen. Der Moment, in dem jemand sich selbst sagt: *Ich bin depressiv*, zieht eine solche Linie. Jeder Depressive war schon depressiv, bevor er dazu kommt, diesen Satz zu sagen. Eine Selbstdiagnose erleichtert vieles. Wer diesen Punkt erreicht, sollte auch etwas an der äußeren Form seines Lebens ändern, schon um die Trennlinie besser zu markieren. Der schon erwähnte menschenfreundliche Arzt Johann Christian Reil riet um 1800 sogar zum radikalen Schnitt. Er empfahl, Melancholiker regelrecht zu entführen, und zwar in exotisch ausstaffierte Burgen: »Er hört bei seyner Annäherung Kanonendonner, fährt über Brücken, die in Ketten liegen, Mohren empfangen ihn.« Mit diesem Brimborium hoffte er, dem Patienten gewissermaßen mit einem Ruck das alte Leben unter den Füßen wegzuziehen, um die Neuorganisation in einer anderen Welt zu erzwingen. Der Entführte, so Reil, solle glauben, er sei »unter fremde Nationen gerathen«. Gegen Mohren und Zugbrücken sprechen heute eine Menge Regeln, von den Kosten ganz zu schweigen, aber die Idee von der Klapsmühle als exterritorialem Gelände lässt sich mit ein bisschen Anstrengung in die Gegenwart retten.

Depression im einsamen, unbehandelten rohen Zustand bedeutet, im Kreis zu laufen, wobei der Radius sich enger und enger zieht. Wer zum Arzt geht oder gleich in die Klinik, kann mit etwas Glück aus diesem Kreis ausbrechen. An einer rohen Depression gibt es nichts tapfer auszuhalten. Solange du freiwillig in die Psychiatrie gehst und nicht wie der muskulöse Mann grad eben im Erdgeschoss in Begleitung von zwei netten Polizisten, solange vollziehst du mit deiner Selbsteinweisung sogar einen Akt der Souveränität.

Wir in der Nußbaumstraßennation sagen uns, dass wir schließlich nicht in einer Falle sitzen. Wir schaffen es zu bleiben, jedenfalls fast alle, weil wir jederzeit mühelos zur Tür herausspazieren und abends schon wieder im eigenen Bett schlafen könnten. Das Miststück, der Carnivore, die D. oder Wasauchimmer trottet sowieso treu mit. Übrigens fällt mir erst hier mit einem *Pling* ein, wovon die Eagles in »Hotel California« mutmaßlich singen, eine Band, die ich vorher immer als harmlosen Spießerrockproduzenten einsortiert hatte: »Sie stechen mit stählernen Messern drauf ein / aber sie können das Biest nicht töten.« Und in ihr Hotel California kommen sie nur hinein, *what a nice surprise,* aber nicht mehr heraus. Höchstwahrscheinlich beschreiben sie in ihrem Song den Horror aller, die sich in eine Therapie begeben. Alle Ängste beim ersten Gedanken an eine Therapie führen zu der einen Urangst, die Kontrolle über den eigenen Kopf an fremde Mächte abzugeben. Dabei verhält es sich genau umgekehrt. Solange sie nicht auf Gegenwehr trifft, besetzt die Depression eine Position nach der anderen und übernimmt manchmal zusammen mit ihrem Psychosen- und Neurosenhofstaat die totale Herrschaft. Und nur mit der Therapie beginnt über Umwege die Rückeroberung.

Ich weiß, dass ich in diesem Punkt zu den Privilegierten gehöre. Wahrscheinlich gibt es kaum irgendwo in Deutschland eine so gute Versorgung mit Psychiatriepraxen und eine so großzügige Menge an Therapieplätzen wie in München. Als Besitzer eines Privatpatientenkärtchens komme ich sowieso schneller an Hilfe. Depressive außerhalb von Großstädten und ohne hilfreichen Chip warten oft monatelang, um einem überlasteten Psychiater überhaupt erst ihre Geschichte vortragen zu können. Dem Arzt bleiben dann ein paar Minuten, um das große F für den gestörten Kopf und die einigermaßen passende Fallkennziffer auf einen Bogen zu notieren und den Antragsteller zu einer Therapie weiterzuschleusen, die manchmal erst Monate später beginnt. Wenn der überlastete Kassenarzt zu den Fähigen gehört, verschreibt er trotzdem ein Medikament und versucht ein paar nützliche Tipps zu geben. Wenn nicht, dann nicht. Gerade weil jemand mit einem entgleisten Hirnstoffwechsel sich meist auch noch über einen Hindernisparcours bis zur Behandlung quälen muss, braucht er ein paar gute Gründe. Deshalb und nur deshalb beschreibe ich die unabhängige Insel Nußbaumstraße mit ihren Aquarellen, ihren schrägen Türklinken, ihren sanften Insassen, dem guten Essen, kompetenten Kittelträgern und ganz vereinzelten Arschgeigen unter den Patienten so schön, wie ich es eben noch verantworten kann.

Unter diesen fast idealen Bedingungen ignoriere ich den HNO-Termin erst einmal – ich muss erst am nächsten Tag hin – und konzentriere mich auf den ersten großen Trick, die Technik nämlich, meiner Kopfstörung Name und Gestalt zu verpassen. Es handelt sich dabei um einen erprobten, gut abgehangenen Kniff, ideal für Anfänger. Fast jeder, der irgendwann über seine höchsteigene Macke schrieb, griff als Erstes zu diesem Hausmittel: Søren Kierkegaard, Winston Churchill, Simon Borowiak. Wolfgang Herrndorf taufte den Kaputtmacher in seinem Kopf *Wilhelm Störer*. In meinem Fall erfüllt das geschlechtsneutrale *Miststück* alle Anforderungen.

Namen enthalten Magie. Die Magie verleiht Macht über das Benannte. Rumpelstilz zerfetzt sich vor Wut, als die Märchenheldin ihn korrekt anspricht. In dem Märchen Similiberg der Brüder Grimm öffnet sich ein Fels mit Räuberschätzen im Inneren durch das richtige Wort. Ein gieriger Plünderer verliert die Macht über die Schatzhöhle, als er die Parole vergisst, dummerweise, als er mit vollgestopften Taschen drinnen steht und wieder nach draußen will.

Der Prager Rabbi Judah Löw verwandelt die von ihm und seinen Schülern geschaffene Lehmfigur in ein Halbwesen, indem er sie Joseph tauft. Ein Zettel mit dem Gottesnamen Ha Schem, den er dem Wesen unter die Zunge klemmt, programmiert ihn für seine Arbeit im Judenviertel. Indem Löw das Papier am Schabbat wieder entfernt, deaktiviert er den Golem vorübergehend.

Viel häufiger erscheint das gleiche Prinzip mit umgekehrtem Vorzeichen: Eine Macht beruht also darauf, dass es niemand wagt, sie unter ihrem richtigen Namen herauszufordern. Ha Schem bedeutet nur »der Name«, eine Umschreibung für Gott, den keiner direkt anreden darf. Parzival, der mittelalterliche Ritter im Epos von Wolfram von Eschenbach, wagt nicht nach dem Leiden des König Amfortas und den seltsamen Ritualen auf der Burg Munsalvaesche zu fragen. Dabei hätte ein richtiges Wort von ihm den Fluch über den Ort brechen können. Shakespeares Macbeth mit seinen Geisteranrufungen und Morden schien vielen Menschen der elisabethanischen Zeit und auch nachfolgenden Generationen so unheimlich, dass sie den Titel des Stücks möglichst nicht in den Mund nahmen und stattdessen nur von *The Scottish Play* sprachen.

Als der Autor und ewig Reisende Bruce Chatwin in Río Gallegos einen alten Einheimischen nach der Hexensekte der Brujería fragte, reagierte sein Gesprächspartner mit frostigem Schweigen. In seinem Patagonien-Buch beschreibt Chatwin, wie eine Erwähnung dieser vollkommen bösartigen und schon seit Ewigkeiten existierenden Geheimorganisation mit ihren Zentralkomitee-Ablegern in Buenos Aires und Santiago de Chile Dinge in Gang setzt, die ein naiver Frager besser nicht wünschen sollte.

Lord Voldemorts Herrschaft in der Harry-Potter-Serie – auf ihre Art auch ein *Scottish Play* – fußt nicht unwesentlich darauf, dass aus Furcht kaum einer seinen Namen ausspricht, sondern mit *du weißt schon wer* umschreibt. Je stärker eine Diktatur auf dem Verbot ruht, ein Wort auszusprechen, desto eindrucksvoller bricht sie zusammen, sobald es jemand doch tut.

Aber erst zusammen mit einer Gestalt funktioniert der Name als Abwehrzauber. Du sollst dir ausdrücklich ein Bildnis machen. Miststück klingt für sich genommen schon fast versöhnlich. Eine symbolische Vorstellung der lästigen Lebensbegleiterin besaß ich nicht, bis ich kurz vor dem Einzug in die Psychiatrie das Naturkundemuseum Wiesbaden besuchte. Im Raum der prähistorischen Objekte begriff ich sofort, dass mich die bösen und albernen Züge eines bestimmten Fossils nicht wieder loslassen würden, nämlich der braune Schädel des sogenannten Großen Schreckenstieres, Deinotherium giganteum. Er hatte in seiner Ecke all die Jahre auf mich gewartet, um meinem Miststück ein Gesicht zu geben, und ich sagte mir, als wär's ein Roman in großer Schrift: Wir sind füreinander bestimmt.

Der Schädel des Schreckenstieres sieht aus, als hätten

bekiffte Zoologen Elefanten- und Mammutköpfe auseinandergesägt, neu zusammengeschraubt und den Rest dazwischen schlecht erfunden. Der Kiefer mit backsteingroßen Zähnen erinnert an eine Riesenkuh, am stumpfen Ende der Schnauze klafft ein Loch. Vom Unterkiefer entspringen paarige Hauer, die allerdings nicht nach vorn zeigen, sondern nach unten. Das Ganze wirkt wie eine alemannische Fastnachtsmaske aus Knochenmasse. So denke ich mir mein persönliches Miststück seitdem, wann immer ich eine Konkretisierung brauche, als Konstruktion mit aufgerissenem Maul, allerdings auch mitleiderregend disproportioniert. Weil gerade kein Wächter zu sehen war, tastete ich im Museumssaal eine Weile an dem Schädel herum. Bisher tauchte das Schreckenstier übrigens kein einziges Mal in meinen Träumen auf.

Als Arbeiter den Knochenkopf bei Eppelsheim fanden, rätselten sie, wie das ganze Geschöpf ausgesehen haben könnte. Nach Rekonstruktionen von Zoologen handelte es sich um einen grobknochigen Elefanten von 3 Meter 60 Schulterhöhe, der vor zehn Millionen Jahren am warmen Rhein durch die Savanne stampfte, Pflanzen fraß und seine Hauer eben nach unten trug. Es gab niemanden, der sich vor ihm hätte fürchten müssen.

Leider verhält es sich in diesem Punkt mit der Depression nicht entsprechend. Sie verliert ihre Wirkung nicht durch das Wissen, das Experten über sie sammeln. Aber trotzdem, ob jemand sein Hirnproblem auf Abstand hält, hängt vermutlich auch an dieser Fähigkeit, seiner Depression, Psychose, Panik oder einer sonstigen Störung Name, Bild und Struktur zu geben. Echte Schrecken verbreiten, siehe oben, nur Nichterscheinungen, die befehlen, über ihren Namen zu schweigen.

Ich bekomme meinen ersten Besuch auf der Station, D. schaut vorbei, während wir beim Abendessen sitzen. Von der Raumforderung erzähle ich ihm nichts, auch nichts von meinem Versuch, eine kleine Geschichte der Depression zu schreiben. Im Großen und Ganzen berichte ich ihm, wie gut es mir schon wieder geht. Wir trinken zusammen Tee. Beim Abendessen gestern war Korsakow bellend auf allen vieren zwischen den Tischen herumgekrochen, von allen äußerst milde belächelt und nur angefeuert durch den Pfleger, der ihm immer mal wieder zurief: »Nun hörnse endlich auf.« Das sah so ausgedacht aus, als hätte ein völlig talentloser Bewerber an der Falckenbergschule einen Auftritt als Schizo hingelegt. *Ich habe da was vorbereitet.* Regression als Gesellschaftskritik beziehungsweise umgekehrt. Die Juroren machen sofort einen Strich. Mein Tipp an Regisseure: Irre nie von Betroffenen spielen lassen. Sieht immer scheiße aus.

Aber speziell für D. hätte er eigentlich noch einmal eine Vorstellung geben können. Ich hätte meinem Besuch gern eine Art Leistungsschau Nußbaumstraße geboten. Jammerschade, dass es hier nur diesen Schizophrenen gibt. Ich hätte gern einmal einen Patienten mit echtem Tourette kennengelernt. Stattdessen sitzen die meisten nur leicht sediert herum, essen, trinken Tee wie wir. Ich frage D., wie schnell er meinen Blog bauen kann, und noch ein paar andere technische Dinge auf einer langen To-do-Liste. Er sagt, ich solle mich beruhigen. An seiner Reaktion lese ich ab, dass ich wohl doch nicht ganz so spontangeheilt und frischgepresst auf andere wirke, trotz Pillen und Tricks.

Tatsächlich schleichen sich die widerlichen Träume zurück. Gegen Morgen läuft ein Film aus dem Themenkreis schiefgegangene Operationen, der in jeder meiner depressiven Episoden eine Rolle spielt, nicht nur dann, wenn gerade ein Raumforderungsknoten in der Handlung auftaucht. Blick in den eigenen Kopf, abgezogene Haut. In meinem Magen entwickelt sich eine echte Übelkeit, leider nicht stark genug, um mich aufzuwecken, weshalb ich mir das Geschleime und Gekröse in einer Art Pathologiesaal noch eine ganze Weile anschauen muss.

Danach versuchte ich Trick zwei: den Traum gleich notieren und damit ins Licht zerren. Im Prinzip handelt es sich um eine Variante der Namen-und-Bild-Sache. Zu diesem Mittel rät auch der Klinikchef, der mich am Nachmittag zu einem Gespräch bittet. Er ist etwa zwei Meter groß, präsidial, entspannt. Lässt sich erklären, welche Medikamente ich bekomme, und teilt mir mit, er sei bekennender Lithiumfan, ich sollte das auf jeden Fall weiter nehmen.

Wie lange?

Tja, muss man manchmal lebenslang.

Führt das nicht zu Nierenproblemen?

Kann passieren, deshalb müssten die Werte kontrolliert werden. Aber, wenn ich ihn richtig verstehe, hat man besser ein Nierendings als eine depressive Dauerkarriere.

Albträume aufschreiben, erklärt er, sei auf jeden Fall gut. Ob ich schon einmal von luziden Träumen gehört hätte? Man könne lernen, das Drehbuch eines Traums zu ändern, beispielsweise indem man sich umdreht und auf seine Verfolger zugeht.

In meinem Fall gibt es allerdings keinen direkten Verfolger, nur eine Anwesenheit von Mächten. Deren Vernichtungsabsichten erkenne ich viel besser als ihre Albgesichter.

Vielleicht versuchen ein paar Patienten in unserer Station, ihre bösen Träume zu neutralisieren, indem sie ihre Monster angreifen. Möglicherweise macht sich der eine oder andere noch im Bett Notizen. Ich wüsste gern mehr darüber, möchte aber nicht fragen, weil es mir unangemessen vorkommt, ohne ausdrückliche Einladung an dieser Stelle zu bohren. Und auch deshalb, weil ich interessante fremde Albtraumhandlungen lieber erst dann anhören würde, wenn ich mich selbst wieder zwischen zwei tiefen Phasen befinde.

Es gibt auch Abwehrtechniken, die ich mühelos an anderen auf der Station erkenne. Ein Mädchen trägt immer eine zusammengefaltete Decke mit sich, die sie meist mit beiden Händen vor den Körper hält. Manchmal liegt sie nur locker über der Schulter und in einer Hand. Das gute Stück gehört zu ihr wie die Schmusedecke zu Linus van Pelt von den Peanuts, weshalb der Deckname Lina sich für die Mitpatientin geradezu aufdrängt. Jedes Mal, wenn ich sie sehe, lächelt Lina. Sie zeigt beide Zahnreihen fast komplett, sagt *Halló*, darauf beschränkt sich die Kommunikation zwischen uns. Was Linus und Lina mit sich schleppen, nennen Psychologen Übertragungsobjekt. Kindern hilft die Decke oder das unter den Arm geklemmte Schnuffeltier nach dieser Theorie, sich von den Eltern zu lösen und Kontakt mit der Umgebung aufzunehmen. Vielleicht gibt es schon unsympathische Klugschnackerkinder, die ihren Teddy *Übertragungsobjekt* taufen.

Ganz allgemein funktioniert ein solches Objekt wie ein Haltegriff. Für Esra, den Informatiker, ist es wahrscheinlich seine Gitarre, auf der er ab und zu draußen vor seinem Zimmer spielt, weder so traurig noch so aufgekratzt, wie man es klischeehaft erwarten würde, sondern mit einer

Leichtigkeit, als würde er auf dem grünen Hügel im Englischen Garten stehen. Für einen Moment wirkt es dann so, als wäre die Nußbaumstraße ein völlig freier Ort. Johann Christian Reils Exoteninsel. Dann verschwindet das Gefühl wieder durch die angekippten Fenster.

Mir helfen zwei schöne Dinge, an denen ich mich festhalte, das rote Moleskine für Text und das schwarze für Zeichnungen. Wie bei Linas Decke kommt es vor allem darauf an, dass ich die Bücher in der Jeanstasche herumtrage und nachts auf das Tischchen neben mein Bett lege. Abends zeichne ich ein bisschen, so wie Esra spielt. Das schwarzweiße Cover eines erfundenen Sechziger-Jahre-Magazins für Zukunftsfragen, verlegt von Karl Hans Jahnke, den es tatsächlich gab. Jahnke entwarf in der psychiatrischen Anstalt von Wermsdorf bis zu seinem Tod im Jahr 1988 Raumgleiter mit selbstausgedachter Antriebstechnik, die er »nuklearelektrisch« nannte. Seine Diagnose lautete *wahnhaftes Erfinden*. Ich versuche beim Zeichnen seine Methode des gezielten pseudologischen Vorbeispekulierens zu imitieren.

Esra möchte das Zeichenbuch sehen, ich zeige es ihm und blättere auch andere Seiten auf, ohne es aus der Hand zu geben.

Du lässt das nicht gern los, sagt Esra.

Ich sage, dass ich es nur ganz locker halte. Es fühlt sich dann einfach besser an.

Er nickt.

Macken anderer Patienten finden fast alle von uns aus einer Art Sammelleidenschaft heraus interessant.

Für einen ruhigeren Schlaf und zur allgemeinen Förderung meiner Gehirnsanierung setze ich abends Kopfhörer auf, um mir ein ASMR-Video anzusehen, oder vielmehr, ich höre die Geräusche, deren Erzeugung ich auf dem Rechnerbildschirm sehe. ASMR steht für Autonomus Sensory Meridian Response; die Bewegung oder Kunstform – eine genauere Einordnung gibt es nicht – stammt aus den USA, sie verbreitet sich seit etwa 2010 über die Kontinente und entwickelte sich zu einer jenseits ihrer Anhänger praktisch unbekannten Massenkultur. Geräusche bilden das Zentrum von ASMR, die Handlung unterstützt ähnlich wie bei der Oper nur die Geräusche, deren Prinzip die Wiederholung ist, der Loop, der zum Kreis gebogene Zeitpfeil. Das Geräusch kann von einer mit der Hand gestrichenen Haarbürste stammen, vom Knistern einer Lederjacke, die mit den Händen geknetet wird, von rieselndem Reis oder kleinen klackenden Instrumenten. Sie dringen binaural auf den ASMR-User ein, das heißt, mit leicht unterschiedlicher Frequenz auf jedem Ohr, was das Gehirn dazu bringt, sich selbst einen Ton daraus zu errechnen. Bei ASMR-Empfindlichen stellt sich dadurch oder durch irgendetwas anderes, Forschung gibt es dazu kaum, ein angenehmes Kribbeln im Kopf ein, eine Spannungslösung, ein Sandharken im neuronalen Steingarten.

Spekulative Verbindungen bestehen zwischen ASMR und der Neigung von Autisten, sich selbst mit Sandrieseln oder Murmelspielen zu beruhigen, zur indischen Nadabrahma-Meditation und zu dem nie näher beschriebenen Video in David Foster Wallace' Roman »Unendlicher Spaß«, das jeden, der es ansieht, augenblicklich in ein süchtiges Wrack verwandelt, das sich nie mehr von dieser Glücksquelle lösen will. Clemens Setz, der einzige deutschsprachige Autor, der über seine ASMR-Erfahrungen schreibt, stellte unter anderem fest, dass sich in diesen Videos die Frage erledigt, was als Nächstes kommt. Mit fast der gleichen Wendung beschrieb der amerikanische Neurologe Oliver Sacks 1977 seinen Patienten namens Greg, dessen Gehirn durch einen massiven Tumor nicht nur halb zerstört, sondern auch umorganisiert worden war. Greg besaß noch perfekte Erinnerungen an seine Jugend, lebte aber ansonsten in einer Zeitschleife ohne nähere Vergangenheit oder Zukunft. »Ein Sinn für die Fortsetzung, für ›als nächstes‹ ist immer in uns«, schrieb Sacks. »Aber dieser Sinn der Bewegung und des Geschehens fehlte Greg, er schien eingeschlossen in einem bewegungslosen, zeitlosen Moment, ohne es zu wissen.« In seinem Loop fühlte er sich vollkommen glücklich. Seine buddhistischen Freunde verehrten ihn als Erleuchteten.

Wer ein ASMR-Video sieht, nähert sich diesem Zustand an, in vollem Bewusstsein – ein Paradox –, und vermag ihn durch einen Klick wieder zu beenden. Anders als bei allen anderen Tricks spürt ein Benutzer sofort die Wirkung, allerdings nur, falls er zur Zielgruppe gehört. In dieser Hinsicht ähnelt ASMR den Antidepressiva in Tablettenform.

Nach längerer Pause grüßt die offizielle Welt. Eine Sekretärin der Firma meldet sich am Telefon. Wo mein Krankenschein bliebe? Ich sage, dass ich ihn vor Tagen abgeschickt habe. Er müsse längst angekommen sein.

Er sei aber nicht an-ge-kom-men. Sie spricht, indem sie jede Silbe betont. Wenn der Schein nicht spä-tes-tens nach drei Tagen da sei, dann sei das ein Ent-las-sungsgrund. Sie sage-es-ja-nur.

Mit ihrer Schwester-Ratched-Stimme sägt sie dermaßen an meinen Hirnstrukturen, dass ich damit drohe, sie bei nächster Gelegenheit zurückzulobotimieren.

Ein paar Sekunden nach dem Telefonat fällt mir ein, warum der gelbe Schein noch nicht in der Verwaltung eingetroffen sein könnte. Ich hatte in der Spätphase meines Schusseltums eine am Jahresbeginn gekaufte 60-Cent-Marke auf den Brief geklebt, das reguläre Porto beträgt seit ein paar Wochen aber 62. Kurzer Ausgang, U-Bahn, Kontrollblick in den Briefkasten zu Hause. Dort liegt tatsächlich der Briefumschlag mit meinem Krankenschein drin und dem Stempel »Annahme verweigert« quer drüber. Ein weiteres Telefonat führt zu der Erkenntnis, dass es eine generelle Weisung der Unternehmensleitung gibt, unzureichend freigemachte Briefe auszusortieren und zurückzuschicken, auch Briefe der Mitarbeiter, um Nachzahlungen zu vermeiden, die sich anderenfalls schnell auf Dutzende beziehungsweise im worst case Hunderte Cents pro Jahr summieren könnten.

Hätte ich auch selbst draufkommen können. Medienkrise. Also den Krankenschein sicherheitshalber an den Empfangstresen des Arbeitgebers bringen. Und den Umschlag mit Zurück-Stempel als Beweisstück in eine Klarsichthülle legen, falls es doch zum Kündigungsverfahren wegen schuldhafter Unterfrankierung kommen sollte. Und ab über die Zugbrücke zurück auf die Insel.

Ganz kurz flackert der Gedanke auf, ich müsste auch einen Abwehrnamen für unsere Manager oder besser noch für *das Management* finden, verwerfe ihn aber sofort wieder. Eine vernünftige Regel lautet, Tricks nur gegen Instanzen der Monstergewichtsklasse einzusetzen. Gegen alles andere, was mich wieder in den Wahnsinn zurückzerren könnte, hilft normales Ausfiltern. Sage ich mir jedenfalls. Die Sache mit der kleinen weißen Raumforderung beispielsweise hängt längst im Flusensieb. Allerdings muss ich sie dort wieder herauspulen, um sie mit Doktor A. in der Nachbarklinik um die Ecke zu bereden.

Mit Ärzten habe ich ein Glück, das fast schon unglaubwürdig wirkt. Im Sprechzimmer erledigt der ältere Professor-Doktor die Inspektion mit dem Endoskop und erklärt dazu mit Radiomoderatorenstimme, was zu tun sei. Selbst mental wackligere Menschen als ich würden ihm sofort vertrauen. Die Kugel sitzt zu seiner Freude genau dort, wo sie laut Röntgenbild sitzen soll. Zu neunundneunzig Prozent nichts Böses. Das Ding wächst ein paar Zentimeter unter dem Augennerv, könnte seiner Meinung nach irgendwann die Nasenatmung abklemmen und wichtige Leitungen quetschen, besitzt aber derzeit nicht die Eier dafür.

Einem Freund würde ich sagen, lass es rausmachen, und zwar schnell, sagt der Professor. Er könnte es selbst schneiden.

Nach dem Termin hüpfe ich mehr oder weniger aus der Klinik wie Hans im Glück, der seine Raumforderung endlich im Brunnenschacht versenken darf. Das Ding ist nicht ernsthaft gefährlich, ist erkannt, liegt praktisch schon in der OP-Schale. Ich habe einen Plan inklusive Therapieplan und grobem Operationstermin, übe mich in Tricks und besitze eine chemische Rüstung, mit der ich nach meinem Augenblicksgefühl schon jetzt ins Normalleben zurückmarschieren könnte.

Was will ich eigentlich mehr?

6 / Theorien für Praktiker

Jede Krankengeschichte konkurriert mit einer anderen. Die eigene Geschichte ist die wichtigste. Aber man darf sie nur erzählen, wenn man anderen zuhört. So entsteht die Konversation in allen Kliniken der Welt.

Hier in der Nußbaumstraße geht es um die Zahl der depressiven Episoden, die Länge des Aufenthalts, die tägliche Tablettenration. Schere, Stein, Papier. Mit Esra macht es Spaß, Schnickschnackschnuck für Depris zu spielen. Er wohnt seit acht Wochen hier. Sein zweiter Psychiatrieaufenthalt. Wie ich bekommt er die C-Pille. Er fragt nach meiner Dosis.

»Fünf Milligramm. Vierteltablette.«

»Fünf?«

»Du denkst, fünf ist für Muschis?«

Esra lacht. »So ungefähr.«

Noch ein paar Tage, und ich bin auch bei zwanzig Milligramm, also der Standardeinstellung.

Abends kommt Esra wie ein paar andere Insassen in den Aufenthaltsraum, für einen Schwatz, einen Rundgang, um Wasser am Spender zu holen. Vor seiner letzten Einlieferung, sagt er, hätte er auf Arbeit vor dem Rechner gesessen und nichts mehr gewusst. Nicht mehr, was er als Nächstes eintippen sollte, und auch sonst nichts mehr. Alle Speicher gelöscht. Eine Weile geheult, dann mehr oder weniger ohne Umwege in die Klinik. Beim ersten Mal sei es anders gelaufen. Allerdings erzählt er nicht, *wie* anders. Dieses Mal soll er zehn Wochen bleiben.

Er behauptet, dreißig zu sein, aber irgendetwas scheint ihn zu konservieren. Ohne seinen mutmaßlich mit Filzstift angemalten Zweitagebart würde er wie siebzehn aussehen. Seine Hände sind klein und glatt, die Augenpartie faltenlos, seine Pupillen wirken wie mit eingeträufeltem Tollkirschensaft vergrößert, jedenfalls hochglänzend schwarz, was das Kindchenschema seines Gesichts noch verstärkt.

Wir beglückwünschen uns dazu, wie prima unser gemeinsamer Stoff wirkt. Außerdem teilen wir die Erfahrung mit einer anderen Tablette in unserer Vorgeschichte, die uns durch ihren Ermüdungseffekt zombifiziert hatte.

»Wie 'n Knüppel auf den Kopf«, sagt Esra. »Aber es gibt Leute, die schlucken das Zeug und merken noch nicht mal was.«

Lena hatte mir erzählt, dass diese Abschaltpille bei ihr plötzlich nicht mehr wirkte.

Während wir unser Fachgespräch führen, er Veteran, ich Rekrut der Klapse, zeichne ich weiter an einer kleinen Hommage für Karl Hans Jahnke, der nicht nur Weltraumfahrzeuge entwarf, sondern seine Mitpatienten auch alternative Kosmologie lehrte (»Ich will nun hier nicht festlegen, was ich behaupte, aber meiner normalen Überlegung nach dürfte der Mond etwa 8000 km von uns entfernt stehen, die Venus etwa 40 000 km. Sollte es sich um 10–20 000 km mehr handeln, so wollen wir nicht darum streiten! Es gibt aber hektische Gelehrte, die uns absichtlich immense Entfernungen oktroyieren, weil sie selbst nie dahinkamen!«). Dieter, der Drehtürpatient, schlendert vorbei. Ihm gefällt unsere Soiree. Er nippt an seinem Becher, beugt sich vor und sagt, es würde ihm Spaß machen, mir beim Zeichnen zuzusehen, was mich unheimlich freut, unbeschadet der Tatsache, dass ich mein Zeichenbuch auf dem Tisch ein Stückchen von ihm wegschiebe aus Angst, er könnte es mit seinem Tee bekleckern. Vielleicht könnte er eine feinmotorische Arbeit anfangen, die ihm besser hilft als seine Tabletten. Hauptsache, er fällt den Malkursleuten zwei Etagen tiefer nicht in die Hände.

Esra und ich, wir treiben wie die meisten Insassen im Hauptstrom der Psychiatrie. Die Liste der am häufigsten verordneten Antidepressiva führt Citalopram mit großem Abstand an. Dann folgt Mirtazapin, die Zombifizierungspille. Beide Medikamente beherrschen zusammen fast die Hälfte des deutschen Marktes. Den Rest teilen sich ungefähr ein Dutzend andere Sorten. Merkwürdigerweise scheint sich in den letzten Jahrzehnten die alte Psychiatrieangst von dem Personal à la Schwester Ratched auf Pharmazieprodukte verlagert zu haben. Nach Angaben der Stiftung Deutsche Depressionshilfe fürchten viele Kranke, Pillen könnten sie abhängig machen. Für Benzoephedrine und Angstlöser wie Tavor trifft das zu, aber nicht für die gängigen Serotonin-Wiederaufnahmehemmer, die wir hier verabreicht bekommen. Die zweite Angst besteht offenbar darin, dass Leute Persönlichkeitsveränderungen durch Psychopharmaka erwarten. Was mich betrifft, ich hoffe gerade auf eine chemisch gestützte Deprogrammierung. Eine lange Serie von Depressionen baut das Gehirn nämlich ernsthaft um. Sie löscht Farben, reißt Kabelstränge heraus, mauert Räume zu und klebt Fenster ab. Die Zahl der möglichen Depressionsepisoden im Leben liegt zwischen eins und dreißig.

Auf dem Korridor huscht der Mann mit dem toten Gesicht zur Toilette und wieder zurück. In den Aufenthaltsraum kommt er nach dem Abendessen nie. Keiner hat ihn bisher ein Wort sprechen hören. Meine grauenhafte Vorstellung von seinem Leben besteht in der Idee, dass er selbst im Kopf nicht mehr mit sich spricht.

Wer sich vor einer Tablette mehr fürchtet als vor seinen Zuständen, dem wünsche ich an dieser Stelle Glück. Angesichts der Alternativen bin ich sehr für die Tablette. Ich weiß, allerspätestens jetzt enttäusche ich die Pharmakritiker. Aber ich glaube, ein Buch über das Thema lässt sich nicht ohne selektive Enttäuschung von Lesern schreiben.

Um etwas Wissen über meine Klinikerfahrung hinaus zu sammeln, rufe ich eine medizinische Mitarbeiterin der Barmenia an, meiner Krankenkasse, und erzähle ihr von meinen Rechercheabsichten. Kümmern sich Kassen darum, dass ihre Versicherten die richtigen Antidepressiva bekommen?

Ich: »Es ist ja wichtig, dass Depressive die Psychopharmaka kriegen, die am besten bei ihnen wirken.«

Die Mitarbeiterin: »Das sehen aber viele Versicherte anders.«

Ich: »Wollen Sie sagen, die wollen nicht das, was wirkt, sondern irgendwas anderes?«

Mitarbeiterin: »Viele wollen überhaupt keine Medikamente.«

Ich: »Aber das ist doch so, als würde jemand mit einer

Infektion ins Krankenhaus kommen und sagen: ›Ich will keine Antibiotika.‹«

Barmenia: »Ja was meinen Sie denn, wie oft *das* vorkommt? Ich will nicht sagen, dass es massenhaft vorkommt, aber wir haben diese Fälle immer wieder. Unter unseren Patienten haben wir auch Leute mit an sich gut therapierbaren Karzinomen, die alle üblichen Behandlungsmethoden ablehnen und mit Heilfasten experimentieren.«

Ich: »Was passiert mit denen?«

Mitarbeiterin: »Die sterben.«

Ich: »Was machen Sie in diesen Fällen? Ich meine, bevor sie sterben?«

Mitarbeiterin: »Wir mischen uns nicht in die Therapie ein.«

Die Frage nach dem Grund der Pharmaphobie will ich gar nicht beiseiteschieben. Ich würde nur gern eine andere Frage vorziehen, eine, die an mein Mitgefühl rührt und das von Esra und anderen Insassen der Klinik. Wie halfen sich die Menschen, als es schon Depressionen gab, aber noch keine Antidepressiva? Im Prinzip ging es ihnen wohl nicht anders als Zahnkranken vor Erfindung der Schmerztabletten. Den Gequälten blieben nur Drogen und ansonsten schwachtaugliche Hausmittel, die man von Wilhelm Buschs Zahnweh-Comic kennt (Ehepartner verprügeln, den eigenen Kopf gegen die Wand schlagen). Viele hegten damals wahrscheinlich die Hoffnung, jemand könnte irgendwann ein leicht konsumierbares Hilfsmittel erfinden.

In den dunklen Jahrhunderten gehörte Depression zu dem Zwischenreich serieller Krankheiten, die sich weder durch Radikalmaßnahmen wie Amputation noch durch den schnellen Tod erledigten. Daher der ungewöhnliche Reichtum an Behandlungsmethoden für Schwermütige, die sich als perfekte Langzeitprobanden für das weite Feld vom Klistier bis zum Pflanzengift anboten. Wer in den historischen Schichten der Medizinlehre stochert, findet zwischen dem Schutt aus Mystizismus und Unsinn auch heute noch Ideen, die so frisch wirken wie Vorschläge aus der letzten eigenen Arztkonsultation.

Die älteste dokumentierte Depressionsbehandlung führte David an König Saul durch, und zwar mit der heute immer noch gebräuchlichen Musiktherapie. »Sooft nun ein Geist Gottes Saul überfiel, nahm David die Zither und spielte darauf. Dann fühlte sich Saul erleichtert, es ging ihm wieder gut, und der böse Geist wich von ihm.«

Eine Buchmalerei in einer Ausgabe von Aristoteles' »De Somno et Vigilia« aus dem 13. Jahrhundert zeigt einen auf dem Bett liegenden Schwermütigen, erkennbar an dem aufgestützten Kopf, dem ein Gefährte auf einer Geige vorspielt. Kein Bild aber erzählt die Geschichte Davids so anrührend und erstaunlich wie Giovanni Francesco Barbieris »König David« von 1620, das in Rouen hängt und nicht den jungen Zitherspieler zeigt, sondern den alt gewordenen David. Er wiederholt die an Saul erprobte Therapie für sich selbst, zumindest unternimmt er den Versuch; der Bogen in seiner rechten Hand streicht die sechs Seiten seiner Violine, sein seitlicher Blick heftet sich an einen Punkt weit draußen, um Halt zu finden.

Trocken, ohne Neigung zu Tränen, ohne Augenkontakt, so ähnlich steht der schwerdepressive Araber ab und zu auf dem Klinikgang, sonst aber keiner, weil praktisch jeder in der Psychiatrie ein zu offensichtlich trauriges Aussehen vermeidet.

Mit seinen Gitarrensoli auf dem Gang ähnelt Esra übrigens dem jungen optimistischen David, der für andere spielt, als hätte er selbstverständlich Superkräfte.

Was mich betrifft, ich höre als ideale antidepressive Musik Bach, das Wohltemperierte Klavier und die Cellosuiten, beide unvergleichlich in ihrer Ordnung. Ab und an außerdem Brahms. Für den Depressionssoundtrack schlechthin halte ich die Videoaufnahme einer Instrumentalversion von »Take on Me«, aufgeführt durch ein nordkoreanisches Akkordeonquintett, im Hintergrund ein Winterbild und vier Plastiksonnenblumen. Es gibt ein paar Millionen User, die sich das Stück im Netz angesehen haben. Was nur beweist, dass die Neurotransmitter der meisten Leute unerschütterlich funktionieren. Die Vorstellung durchgehend geistiger Gesundheit bereitet mir Probleme. In der U-Bahn spiele ich öfters *Wer ist hier nicht depressiv?*.

Die meisten natürlich. Klingt unglaublich, scheint aber wahr zu sein.

Neben Musik, regelmäßig aufgeführt im Alzheimer-Saal der Klinik, gehört auch Sporttherapie zum Psychiatrieprogramm der Nußbaumstraße. Der griechische Mediziner Galen hielt sie für nützlich; er empfahl »Übungen, Massage und alle Arten aktiver Bewegung«, um Schwermütige zu kurieren, außerdem noch vieles mehr, seltsame Diätvorschriften, verständliche als auch absonderliche Dinge.

Als Robert Burton Anfang des 17. Jahrhunderts seine »Anatomy of Melancholy« schrieb, das erste und ungemein erfolgreiche Selbsthilfebuch für Traurige, listete er einfach sämtliche Methoden und Tinkturen, Kunstgriffe und Pillen auf, jedes Gerücht und jeden therapeutischen Mumpitz, den er in Lehrbüchern von der Antike bis in seine Gegenwart finden konnte. Sein Fleiß, mit dem er die Bibliothek von Oxford plünderte, macht ihn zu einem erstaunlichen Autor, den ich nur widerstandslos zitieren kann. Bei ihm findet sich alles, von dem Rat an Depressive, sich eine Extramütze Schlaf zu gönnen, bis zu der Empfehlung, sich das Gesicht abends mit Hasenblut zu waschen. Er sparte sich die Mühe, die einzelnen Empfehlungen nach Sinn und Unsinn zu ordnen, schon mangels objektiver Kriterien, sondern arrangierte einfach alles zu einem großen Tableau, das an die symbolischen Stillleben der Niederländer erinnert. »Ich finde ein weitläufiges Chaos von Arzneien, eine Verwirrung der Rezepte und Autoritäten unter den Autoren, die Angemessenes zu dieser Krankheit äußern«, kündigt Burton an, »einige der hauptsächlichsten werde ich durchnehmen.«[10] Zunächst einmal erkennt er wie viele Autoren vor und nach ihm, dass Depression fast immer mit einem gestörten Schlafrhythmus zusammenhängt. Also: »Schlaf etwas mehr als gewöhnlich.« Außerdem rät er, gewissermaßen als Vorstufe zu jeder Behandlung mit diesen und jenen Mittelchen, dem Depressiven nicht auf die ohnehin schon etwas verdrillten Nerven zu gehen: »Lass ihn nicht für sich oder müßig sein (in jeder Art der Melancholie), sondern immer noch begleitet von solchen Freunden und Vertrauten, die er am meisten berührt« – merkwürdigerweise nicht: die *ihn* an meisten berühren, aber darin scheint Weisheit zu liegen –, »ordentlich angezogen, gewaschen und gekämmt« – gemeint ist der Kranke –, »zumindest nach seinen Möglichkeiten in sauberem weichen Leinen, schmuck, hübsch, anständig und gut gekleidet, denn nichts entmutigt einen Menschen mehr als Dürftigkeit, Vernachlässigung, Garstigkeit, Schmutz oder alte Kleidung, die aus der Mode gekommen ist.«

Ein guter Rat, ohne Frage. Er erinnert mich an meine eigene Ausstaffierung mit Jackett und Einstecktuch beim Einzug in die Klinik. Würde ich einen vanillefarbenen Anzug besitzen, ich schwöre, ich hätte ihn bei dieser Gelegenheit getragen. Auch die meisten anderen Stationsbewohner verfallen nicht in die übliche Trainingsjackenschlamperei normaler Krankenhäuser. Die Depression ruiniert das eigene Bild schon genug. Ein älterer, seitengescheitelter Herr trägt beim Abendessen ein Foulard im Kragen, wie es in den Siebzigern mal für elegant angesehen wurde.

Neben Ratschlägen zur Lebensführung unternimmt Burton eine Grand Tour durch die Apotheken der Antike, des Mittelalters und der Neuzeit. Als uraltes Mittel führt er Hellabore an, Nieswurz, die als Trank Kranke zum Erbrechen bringt, was in einigen Fällen zur glücklichen Heilung der Melancholie geführt habe. Ein paar Körnchen Bezoarstein wiederum führen zu überhaupt keiner nachweislichen Reaktion im Körper, wirkten aber im 17. Jahrhundert und weit vorher als Universalplacebo für praktisch jedes Leiden, allein durch seine Kostbarkeit. Selten in der Geschichte hielten Menschen ein derart seltsames Naturprodukt für den Inbegriff von Wert und Reinheit wie den Bezoar, einen Stein, der vorwiegend im Magen von Wildziegen entsteht. Um unverdauliche Reste in ihrem Magen wickeln sich zunächst Haare und andere organische Bruchstücke, danach formten Mineralien Schicht für Schicht ein weißlich-bräunliches, eiförmiges

Gebilde, das Exotika-Händler den Ziegenjägern geradezu aus den Händen rissen und mehrfach mit Gold aufwogen. Große Magenbrocken kamen tatsächlich sehr selten vor. Schnitten Kunsthandwerker sie auf und polierten die Fläche, dann entdeckten sie und ihre Kunden die einzelnen Ringe der mineralischen Ablagerungen. Gelehrte deuteten diese Linien als Sternenbahnen und den Bezoar als Modell aller Welten, als wissenden Stein, der Wahnsinn, Krebs und Schwermut fernhalten und Gifte neutralisieren konnte. Der merkwürdige Name Bezoar stammt von dem altpersischen Wort *padzahr*, was so viel wie Giftjäger bedeutet. Wegen seiner großen Kostbarkeit fanden sich die Steine nur in Wunderkammern von Fürsten und reichen Bürgern. In der Wiener Kunstkammer gehört ein goldgefasster indischer Bezoar aus dem 17. Jahrhundert zum Inventar.

Als praktisch gesinnter Brite beschränkt sich Burton zum Glück nicht auf Brechmittel und Zeugnisse von Verdauungsstörungen, sondern rät auch zu effizienten Mitteln, nämlich Drogen. »Garcius erwähnt« – der vorsichtige Gelehrte zitiert in seinem Melancholiewerk mehr oder weniger immer nur andere Schreiber –, der Mediziner Garcius also erwähnt »ein Kraut, Datura genannt, welches gegessen für die folgenden 24 Stunden alle Empfindung von Traurigkeit hinwegnimmt und zu Lachen und Fröhlichkeit geneigt macht.« Bei Datura handelt es sich um Stechäpfel, die unter anderem das Nervengift Atropin enthalten, ein stark halluzinogenes Mittel, das auf die Rezeptoren im Gehirn wirkt. Während der Hexenverfolgung galten Stechapfelsamen als unerlässliche Zutat der sogenannten Flugsalbe. Ausgekochte Früchte und Blüten erzeugen starke Angstvorstellungen, sexuelle Träume, bei einer Überdosierung führt Atropin zu Atemlähmung. Biodrogenanhänger suchen immer wieder genau diese Erfahrungen. Jedes Jahr ereignen sich tödliche und fast tödliche Vergiftungen. In Deutschland fallen Stechäpfel unter das Betäubungsmittelgesetz. Atropin kommt auch in der Engelstrompete und der Alraune vor, die Burton ebenfalls erwähnt, einer der ältesten europäischen Zauberpflanzen. Der Stoff mit der Summenformel $C_{17}H_{23}NO_3$ findet sich in einigen Medikamenten, allerdings nicht in Psychopharmaka. Für sehr neugierige Menschen ergibt sich trotzdem die Frage, ob Atropin möglicherweise ein sogenanntes therapeutisches Fenster zur Depressionsbekämpfung bietet. Möglicherweise ja; das Problem liegt wie bei den meisten Arzneien in der Dosierung. Schon der Wirkstoffgehalt schwankt zwischen Stechäpfeln und Blüten und Engelstrompeten des jeweils selben Baums erheblich. An einer Engelstrompete zu riechen wirkt außerdem völlig anders, als sich einen Tee daraus aufzubrühen und zu trinken. Außerdem reagiert jedes Gehirn individuell, also unvorhersagbar. Es wäre reiner Zufall, das schmale und obendrein tückisch bewegliche Fenster einer antidepressiven Wirkung zu erwischen.

Allerdings passierte mir genau das, und zwar ohne jede Absicht, mich auf einen Atropintrip zu begeben. Vor Jahren hatte ich im Hamburger Kunstverein die Ausstellung eines Künstlers besucht, dessen Namen ich nicht mehr weiß, an dessen Installation ich mich aber noch sehr gut erinnere: »The Alley of Insomnia«. Die bestand aus dem Eins-zu-zwanzig-Nachbau einer Allee mit Engelstrompetenbäumen, die angeblich irgendwo in Südamerika im Original existieren sollte. Bei den Bänken, Laternen und Menschenfiguren handelte es sich um Modelle, anstelle der Bäume standen aber echte kleine Engelstrompetengewächse, lateinisch Brugmansia. Ich steckte meine Nase in die Kelche und inhalierte. Auf wunderbare Weise hatten weder die örtliche Drogenbeauftragte noch die Boulevardschreihälse davon Wind bekommen (»Skandal – Kunstverein vergiftet uns mit Horrorpflanze!«); jedenfalls erwies sich der Duft der Kelche als sehr, sehr psychoaktiv. Nach etwa fünf Minuten machte es *klick*, der Kopf fühlte sich sehr leicht an, auch ein bisschen blöd, als würden im Inneren kleine brizzelnde Gasblasen aufsteigen. In dem Zustand schaffte ich es bis zur Binnenalster, dann ebbte die Wirkung ab. Zurück blieb nur eine Entspannung wie nach überstandenen Kopfschmerzen. Zur Sicherheit erinnere ich an die Ausführungen oben. *Don't try this at home!* Ich hatte einfach Glück™. Darauf kann niemand zählen.

Drogen zur Depressionsbehandlung gehörten bei Ärzten bis ins 19. Jahrhundert zum Standardprogramm. Man muss sagen: Größeren Schaden als durch Einsperren, Anketten, Kaltwasserkuren und Drehmühlen konnten die Ärzte damit unmöglich anrichten. Vielleicht landeten die schwer kalkulierbaren Substanzen dafür bei dem einen oder anderen einen Wirkungstreffer.

In seinem Kompendium zählt Burton neben atropinhaltigen Blüten und Früchten eine rare außereuropäische Psychosubstanz auf, Sassafras, und eine Allerweltsdroge, nämlich Opium. Das Öl des Sassafrasbaums enthält überwiegend Safrol, in dem sich wiederum Ausgangsstoffe für Methylendioxymethylamphetamin finden, besser bekannt unter MDMA, dem Wirkstoff von Ecstasy. Zu Burtons Zeiten, vorher und auch danach, benutzten manche indigenen Stämme in Südamerika Sassafrasstöckchen als Kauhölzer. Seit einigen Jahren darf MDMA in den Vereinigten Staaten von Psychotherapeuten zur Behandlung von posttraumatischem Stress benutzt werden, wegen seiner empathiesteigernden Wirkung auch als Stimulanz während des Therapiegesprächs (für den Patienten, nicht für den Arzt).

Opium wiederum, von Burton unter dem damals üblichen Namen Laudanum paracelsi aufgeführt, wurde damals als Alltagsarznei gegen Schmerzen, Schlaflosigkeit, Kummer und alle möglichen anderen Gebrechen praktisch in allen Gesellschaftsschichten geschluckt. Thomas de Quincey beschreibt in den »Bekenntnissen eines englischen Opiumessers«, Laudanum sei unter englischen Arbeitern wegen seines niedrigen Preises populärer als Schnaps gewesen. Die von Theophrastus Bombastus von Hohenheim aka Paracelsus erstmals gemixte Tinktur enthielt üblicherweise neunzig Prozent Wein und zehn Prozent Opium, gelegentlich noch ein wenig Alraune, ab und zu landete vielleicht noch ein Stechapfelstück in der Mischung. Zur Depressionsbekämpfung galt das Getränk lange Zeit als vorzüglichstes Mittel. Der menschenfreundliche deutsche Arzt Johann Christian Reil empfahl »Mohnsaft« ebenso selbstverständlich zur Heilung von Seelenschmerz wie sein Kollege Friedrich Jahn in seinem 1820 erschienenen Arzneimittelbuch »Materia medica«, in dem er Opium als Mittel gegen Schmerzen und Krämpfe aufführt, aber auch gegen »Irreseyn, Schlaflosigkeit«. Vor allem aber therapierten sich Kranke unter Umgehung der Doktoren gleich selbst mit der Volksmedizin. Apotheken verkauften Laudanum überall frei. Die britischen Behörden verboten den Opiumhandel erst 1920, die deutschen 1929 (hätten sich angesichts der Weltwirtschaftskrise allerdings einen besseren Zeitpunkt aussuchen können). Ein paar psychiatrische Kliniken setzten Opium noch bis in die siebziger Jahre zur Depressionsbehandlung ein. Laudanumtrinker entkamen phasenweise ihren Schmerzen und ihrer Traurigkeit, brauchten für diesen Effekt aber ständig steigende Mengen und handelten sich Sucht und schwere Psychosen ein, die ihr Leid nur von der einen in die andere Ecke verschoben.

Wer die Ära des frei gehandelten Opiums romantisiert, sollte zwingend Thomas de Quincey lesen (wobei die »Bekenntnisse eines englischen Opiummessers« als großartiger Drogenerfahrungsbericht auch jedem anderen zu empfehlen sind). In seinen Hochzeiten konsumierte de Quincey täglich 8000 Tropfen des Mohn- und Traubensafts, der bei ihm zu schweren Konzentrationsstörungen und Albträumen geführt hatte. »Der Opiumesser büßt nichts von seinen moralischen Empfindungen und Bestrebungen ein«, schreibt der Selbstbeobachter, »so innig wie je zuvor wünscht und verlangt er danach, zu verwirklichen, was er für möglich hält, und fühlt sich dem Gesetz der Pflicht unterworfen. Doch übersteigt das, was seinem Verstande als leichte Aufgabe erscheint, seine Kraft bei weitem, und zwar nicht nur die ausführende, sondern auch die planende Kraft. Alb und Nachtmahr drücken ihn mit dunkler Last.« Während der Albträume dehnte sich sein Zeitgefühl auf Überlebensgröße aus. »Zuweilen war es mir, als hätte ich in einer einzigen Nacht siebzig oder hundert Jahre lang gelebt.«

Von seiner Opiumsucht kurierte sich de Quincey selbst durch systematischen Entzug, wobei seine schlechten Nachterlebnisse nie ganz verschwanden.

Moderne Antidepressiva führen zu keiner Sucht. Trotzdem glauben bis heute viele Kranke, genau das sei der Fall, und wie bei fast allen Ängsten lässt sich auch hier eine Wurzel finden, die in das Zeitalter der Opiate und wieder zurück in die Gegenwart zu den Benzodiazepinen führt, den nach wie vor verordneten Schlaf- und Beruhigungspillen, die wirklich abhängig machen. Zwischen drei Punkten bewegen sich die Mittel aus der psychiatrischen Apotheke bis heute: Sie sollen mehr als Placebos bewirken, möglichst wenige Kollateralschäden anrichten und den freien Willen nicht antasten. Dass für sehr viele Psychopharmaka heute alle drei Punkte ziemlich befriedigend zutreffen, beseitigt das Misstrauen noch längst nicht.

Doktor Burton, das muss gerechterweise gesagt werden, nennt nicht nur die dunklen Drogen, sondern auch die vergleichsweise freundlichen Hausmittel. Zuallererst Laudanum minus Opium, also Wein. »Gib denen Wein, die Sorgen haben.« Denn »Wein ist schlecht für Verrückte und solche, die von Hitze in ihren inneren Organen oder dem Hirn geplagt sind, aber für Melancholie, welche kalt ist (was meist zutrifft), sollte Wein, vernünftig verwendet, sehr gut sein.«

Ich verwende Wein vernünftig, gemessen an ein paar anderen Weintrinkern in meiner zivilen Umgebung. Hier in der Klinik vermisse ich nichts. Soviel ich erkennen kann, trinkt niemand von den Patienten Alkohol. Selbst die, die vielleicht trinken möchten, genießen die nüchterne Umgebung. Draußen dürfte Alk zu den Standardselbstmedikationen von Depressiven gehören, gerade dann, wenn sie sich nicht in Behandlung befinden und deshalb keine Wechselwirkung mit Tabletten befürchten müssen. Er funktioniert prinzipiell kaum anders als de Quinceys Mohnmix, er hilft ein wenig, schadet auch, macht öfters abhängig und lässt sich schwer wieder entziehen.

Der manisch-depressive Winston Churchill machte gar keinen Hehl daraus, dass er sich sein ganzes Erwachsenenleben hindurch mit zwei Mitteln vor dem schwarzen Hund schützte, mit exzessiver Arbeit und Alkohol. Er schrieb mehr als Dickens und Shakespeare zusammen, trank aber garantiert mehr als Dickens, Shakespeare und Sir John Falstaff selbdritt. Nur ganz zuletzt im Alter ließ er sich von seinem Arzt zusätzlich Speed geben. Die Nebenwirkungen von Alkohol schätzte er als vertretbar ein. Als ihm die Labourabgeordnete Bessie Braddock eines Abends mitteilte, er sei ja betrunken, antwortete Churchill, gewiss, die Beobachtung der ehrenwerten Freundin treffe völlig zu, allerdings werde er am nächsten Morgen wieder nüchtern sein, sie, Braddock, aber immer noch hässlich.

Einen 1874 geborenen Briten sollten Leser des 21. Jahrhunderts mit Nachsicht beurteilen. Er vertrat Ansichten über Inder, Kriegshandlungen, Frauen und Suff, wie sie heute nur noch bei Prinz Philipp vorkommen. Über seine bipolare Konstitution schrieb Churchill allerdings erstaunlich offen und modern. In seinen berühmtesten Sätzen zu diesem Thema deutet er an, dass er mit einem ernsthaften Problem zu kämpfen hatte. »Ich stehe nicht gern an der Bahnsteigkante, wenn ein Schnellzug durchfährt. Ich stehe lieber hinten, wenn möglich mit einem Pfeiler zwischen mir und dem Zug. Ich stehe nicht gern an der Seite eines Schiffs und schaue hinab ins Wasser. Eine Sekunde, und alles wäre vorbei. Ein paar Tropfen Verzweiflung.«[11] Die britische Hilfsorganisation Rethink gab

2006 eine Churchill-Statue in Auftrag, die den früheren Premierminister in einer Zwangsjacke zeigt. Das Denkmal erinnert daran, dass auch Leute mit einem teilweise fehlverdrahteten Hirn ihren Krieg gewinnen können.

Mit Esra spiele ich nicht nur psychiatrisches Schnickschnackschnuck, wir bilden auch Theorien für Praktiker. Unsere wichtigste Erkenntnis lautet, dass Depressive in gewissen Grenzen instinktiv das zu sich nehmen, was ihnen hilft. In der Stationsküche waren wir gleich nach meinem Einzug ins Gespräch gekommen, weil wir beide ein Netz mit Walnüssen mit uns führten, die Nüsse auf die Arbeitsplatte legten und von Hand knackten. Seit dem Beginn seiner Episode, sagte er, sei er ganz wild auf die Dinger. Irgendetwas Nützliches sei da wohl drin. Glaube ich auch, sagte ich. Schon die Form eines Miniaturhirns sei doch bemerkenswert, als hätte die universelle Marketingabteilung sich hier was ganz Idiotensicheres überlegt.

Falls Esra damals schon mehr gewusst haben sollte, dann führte er es nicht näher aus; ich jedenfalls las erst deutlich später, dass Walnüsse zu den tryptophanreichsten Früchten gehören. Bei Tryptophan handelt es sich um den kostbaren Ausgangsstoff, aus dem das Gehirn Serotonin herstellt, den Neurotransmitter, dessen Mangel oder fehlerhafte Weiterleitung zu einer Angst vor Bahnsteigkanten und zu widerlichen Träumen führt. Zu Tryptophanbomben zählen außerdem noch Bananen (was meine Bananensucht am Anfang der Depression erklärt), Kakao und damit auch Schokolade. Als er vor ein paar Monaten sehr schnell sehr tief abstürzte, erzählte Esra in der Stationsküche, habe er Schokolade tafelweise gegessen. Die Stimulation sei mäßig gewesen, die Nebenwirkung, sieben Kilo plus, dafür ziemlich deutlich.

Auch große Zuckermengen führen auf Umwegen zum kurzen Serotoninkick (durch die vermehrte Ausschüttung von Insulin, das wiederum hilft, mehr Tryptophan ins Gehirn zu schleusen.) Selbst wenn Esra und ich das eine oder andere dazu schon früher gelesen und in unserem Unterbewusstsein verlegt haben sollten, spricht sehr viel für den natürlichen Nahrungsinstinkt von Kranken.

Der depressive Søren Kierkegaard stellte sich lange vor den späteren neurologischen Erkenntnissen seine Privatmedizin zusammen, die einerseits höchstwahrscheinlich weniger bewirkte als heutige Pillen, anderseits garantiert mehr als seine Spaziergänge (die er sehr liebte). Israel Levin, Sekretär des Philosophen von 1844 bis 1850, suchte jeden Tag eine Porzellantasse aus der Sammlung aus, dann begann die Selbstbehandlung, die der Kierkegaard-Biograph Joakim Garff so beschreibt: »Er griff voller Vorfreude nach der Zuckertüte und füllte die Kaffeetasse mit Zucker, bis ein Hügel über der Tasse aufragte. Als Nächstes gab er äußerst starken schwarzen Kaffee hinzu, der die weiße Pyramide langsam auflöste. Kaum war der Prozess beendet, verschwand der sirupartige Wachmacher auch schon im Magen des Magisters, wo er sich mit dem Sherry vereinte und so zusätzliche Energie freisetzte, die zu seinem ohnehin brodelnden und sprudelnden Gehirn aufstieg – das den ganzen Tag über bereits so viel geleistet hatte, dass Levin im Halbdunkel das Kribbeln und Pochen der überarbeiteten Hände förmlich spürte, wenn Kierkegaard nach dem zarten Porzellan griff.«[12]

Fast alle Hausmittel kamen in dieser Diät zusammen, Zucker *galore*, Koffein (um das ermüdende Melatonin zurückzudrängen, den Gegenspieler des Serotonins) und Alkohol, der von Doktor Burton und anderen Kennern wärmstens empfohlene Tröster.

In der Praxis ergeben sich ein paar Schwierigkeiten mit körpereigener Medikation. Zwar produziert der Körper in Magen und Lunge viel Serotonin, die Substanz schafft es allerdings nicht über die Blut-Hirn-Schranke ganz nach oben. Der Kopf muss seinen Glücklichmacher selbst herstellen. Allerdings überspringt der nötige Rohstoff Tryptophan die Grenze zum Gehirn nur schwer, wenn er mit anderen Eiweißen konkurrieren muss. Er kommt bestenfalls durch Tricks an die richtige Stelle. Kraftsport führt dazu, dass viele Aminosäuren in die Muskeln fließen, statt das Tryptophan in seiner Gehirnpassage zu behindern. Ich hatte schon immer vermutet, dass es bei manchen Leuten außer reinem Narzissmus noch andere Gründe geben muss, täglich Gewichte zu stemmen.

Alle Indizien zusammengenommen erklären den Serotoninrausch kurz nach meinem Einzug in die Psychiatrie geradezu mustergültig: Langstreckenläufe in der Sonne plus halbe Tage im Fitnessstudio, Walnüsse in 500-Gramm-Tüten, einen potenten Serotonin-Wiederaufnahmehemmer, Ruhe. Dem Mitpatienten Jochen Karbonfaser Samsa scheint die Methode nicht unbekannt zu sein. Wenn er nicht gerade seine chitinpanzerschillernde Trainingsjacke trägt, führt er seine Muskeln im ärmellosen Shirt spazieren. Dabei telefoniert er mit der Sonnenbank seines Vertrauens.

Die ideal konstruierte Depressionsklinik besäße also einen ausgedehnten Kraftraum im Keller, Wal- und Pekannussspender in allen Ecken, Leuchten, die eine Sonne mit Junistärke imitieren, keine Fernseher (zu deprimierend), dafür meine *Kurze Geschichte der Depression von der Antike bis jetzt* und ein zielgruppenaffines Klatsch- und Tratschmagazin mit herzerwärmenden Geschichten über Winston Churchill, Virginia Woolf, Anne Sexton, Klaus Mann und andere unterhaltsame Melancholiker auf kleinen Beistelltischchen. Alkohol und andere Stimulanzien wären nach wie vor nicht zugelassen (zu viele Nebenwirkungen), Zucker gäbe es höchstens in Kleinstportionen und keinesfalls in der Kierkegaard-Tagesdosis. Süßes führt zwar zu einer kurzen Serotoninwelle im Gehirn, bei starkem Konsum allerdings auch zu Diabetes, der nach neueren Erkenntnissen in einem unguten Zusammenhang mit Depression steht. Nicht nur das Diabetesrisiko von Depressiven fällt deutlich höher aus (angesichts der verbreiteten Gier nach Zucker keine Überraschung), Diabetiker leben auch mit der überdurchschnittlichen Wahrscheinlichkeit, eine Depression zu entwickeln, abgesehen von allen anderen Schäden und dem Schlaganfallrisiko.

Søren Kierkegaard brach 1855 auf einem seiner geliebten Spaziergänge durch Kopenhagen im Alter von zweiundvierzig Jahren mit Hirninfarkt zusammen und beendete wenige Tage später sein »kurzes und nicht völlig unglückliches Leben«, um John Updikes Worte zu benutzen.[13]

Angesichts der Gefahren und möglichen Schäden gibt es für Gäste der Klinik erstaunlich wenige Regeln. Neben harten Vorschriften existiert noch ein bisschen weiche Verhandlungsmasse, nicht anders als im zivilen Leben auch. Alkohol und sonstige Drogen fallen unter ein strenges Verbot. Niemand darf über Nacht wegbleiben. Tabletten zu nehmen ist jeder angehalten. Vernünftig zu essen auch. Hier im dritten Stock glaubt aber niemand, dass er ausgerechnet seine Zuckeraufnahme einschränken sollte. In irgendeine Richtung bricht die Sehnsucht bekanntlich immer aus. Zwei ältere Frauen backen fast jeden Tag umschichtig mal Kuchen, mal Plätzchen. Das Aroma brauner Teigkrusten beherrscht die Küche so sehr wie der süßliche Geruch nach Desinfektionsmittel und Wäsche den hinteren Teil der Etage. Auf Höhe des Schwesternkabuffs liegt die Luftmassengrenze zwischen beiden Zonen. Nachmittags und manchmal abends stehen Kuchenplatten und Teller ofenwarmer Kekse im Essraum, die Insassen kommen von ganz allein, immer streckt schon jemand die Hand aus, was die Bäckerinnen jedes Mal zwingt, ihn zurückzuscheuchen, weil sie immer noch auf ein paar Leute warten, die gleich von einer Untersuchung oder Therapiestunde zurückkommen, und es soll doch für alle reichen. Nur ihre bekannte Antriebsschwäche hält die Meute in diesem Moment von einer Büfettplünderung ab. Sie warten in Duldungsstarre die zehn Minuten ab, bis die Nachzügler kommen. Zuckergier erklärt in diesen Momenten viel, aber nicht alles. Der Plätzchengeruch löst wahrscheinlich bei den meisten eine Erinnerung an sehr viel frühere Zeiten aus. Auch die meisten Depressiven hatten eine überwiegend schöne Kindheit.

Es gibt noch einen offenen Punkt, dessen bin ich mir bewusst. Ich wollte versuchen zu erklären, warum Psychopharmaka auf ein dermaßen großes Misstrauen stoßen, nicht bei allen Kranken, aber bei einer großen Gruppe. Wenn sich diese Gruppe jetzt aussuchen könnte, ob ich lieber diese spezielle Frage behandeln sollte oder doch lieber die bisher noch völlig unbekannte Geschichte, wie

Churchill, Stalin und Roosevelt in Jalta 1943 aus Jux ihre Tablettenboxen *und* ihre Pflegerinnen tauschten, worauf sich Folgendes in der Badewanne des Premierministers – Keine Ablenkung, würden die Skeptiker rufen. Die Pharmafrage! Also gut.

Bisher steht nur in groben Zügen fest, wie Depressionen entstehen, warum sie sich bei den einen ausbreiten, lebenslang kommen und gehen und bei anderen nur einmal aufflackern und dann für immer enden. Deshalb gilt das Gleiche für die Gegenmittel. In ihrer Funktion gibt es eine größere statistische Unschärfe. Je nach Untersuchung wirken Antidepressiva in etwa drei Viertel der Fälle, bei einem Viertel verbessern sie den Zustand nicht. Unter den grundsätzlich Empfänglichen funktionieren die Medikamente wiederum bei einem Viertel nur stark verzögert, was den Patienten zunächst auch wie eine Wirkungslosigkeit vorkommen muss. Je nach Untersuchung – auch darin existieren natürlich Unsicherheiten – verschwinden etwa in einem Viertel der Fälle leichte und mitunter auch mittlere Depressionen nach einer Weile ohne Medikamente, sie heilen also von selbst aus. Außerdem zeigt sich bei etlichen Depressiven eine Alles-oder-nichts-Reaktion auf Antidepressiva, manche Tabletten treffen offenbar den richtigen Punkt, andere erzeugen nur Mundtrockenheit oder Gewichtszunahme oder hinterlassen überhaupt keine Reaktion im Körper. In ihrem permanenten Unsicherheitsmodus unterscheidet sich die Behandlung von Seelenkrankheiten allerdings überhaupt nicht von vielen anderen Gebieten der Medizin. Medikamente wirken auch bei anderen Krankheiten statistisch nur zu einem bestimmten Prozentsatz. Dass manche Mittel ohne einen erkennbaren Grund dem einen gut und anderen nur sehr mäßig oder überhaupt nicht helfen, gehört zum trivialen Geschäft von Ärzten. Spontanremissionen, also Heilungen aus dem Körper heraus, gibt es bei fast allen Krankheiten, von Erkältung bis Krebs.

Meine erste depressive Episode hatte ich mit Alkohol überdeckt. Erstens, weil mir nichts Besseres einfiel, und zweitens, weil ich Begriffe wie *depressive Episode* damals nicht kannte und auch nicht hätte kennenlernen wollen. Als Andenken an diese Zeit besitze ich heute noch einen soliden Ekel gegenüber harten Alkoholika und Spritgerüchen.

Meine zweite Episode mit Ende zwanzig bekämpfte ich durch Training, ohne irgendetwas über Muskelaufbau, Tryptophan und Serotonin zu wissen, ich fuhr jeden Tag ins Studio, auch sonntags, bildete mir ein, ich dürfte keinen Tag auslassen, schaffte irgendwann mein eigenes Körpergewicht beim Bankdrücken und wog nach ein paar Monaten fast achtzig Kilo. Wenn ich nicht die Tagebücher aus jener Zeit hätte, kämen mir heute starke Zweifel. Aber in den kleinen rotschwarzen Kladden aus dieser Zeit stehen tatsächlich eine Menge intime Dinge, dazwischen mit stumpfer Regelmäßigkeit »Training«, zehn Wochen lang, bis die aufsteigende Muskeltonuslinie die fallende Linie der Traurigkeit schnitt. Nach längerer Zeit kreuzten die Linien einander aus umgekehrter Richtung.

Sehr viel später machte ich erst Erfahrungen mit einem weitgehend wirkungslosen Medikament, dann – in der Klinik – mit einem für mich hochgradig wirksamen. Als ich kurz nach der Psychiatriezeit in einschlägigen Patientenforen googelte, fand ich zu meinen aktuellen Pillen praktisch alles an Erfahrungsberichten, von euphorischen Schilderungen des Blitzeffekts mit Libidoschub und leicht hypomanem Überschuss bis zur bitteren Enttäuschung von Patienten, die überhaupt nichts feststellen konnten. Meine eigene Depressionskarriere umfasst also eine Spontanremission, einen medikamentösen Fehlschlag und eine erfolgreiche Therapie, die das Problem allerdings auch nicht rückstandsfrei löst.

Wenn ich auf der Station herumfrage, bekomme ich ein ähnliches Bild. Dieter, der Drehtürpatient, beispielsweise probierte Lithium, um seine Stimmung zu stabilisieren. Das Zeug, sagt er, habe ihm außer einer beginnenden Schuppenflechte nichts gebracht. Für einen Kausalzusammenhang wird niemand einen Beweis oder Gegenbeweis antreten können. Jedenfalls setzte er das Lithium ab. Dann ging es auch seiner Haut besser.

Risiken und Tücken der gängigen Antidepressiva bewegen sich im Gegensatz zum verbreiteten Misstrauen im mittleren Bereich, sie liegen zwischen den schon erwähnten harmlosen Sehstörungen, setzen sich fort über Erektions- und Orgasmusstörungen und kulminieren in einer lästigen Wassereinlagerung an den Hüften und anderswo. Unangenehm, aber angesichts der Alternativen okay.

Die wirklich dunkle Seite der Pharmazie existiert dort, wo ihr die meisten Leute paradoxerweise mit weniger Angst begegnen, nämlich auf dem Gebiet der harten Schlaf- und Beruhigungstabletten und Angstlöser. Zur Familie der Benzodiazepine gehören eine ganze Reihe dämpfender Medikamente, die in Deutschland relativ schnell verschrieben werden, in der Regel vom Hausarzt. Bei längerer Anwendung machen sie süchtig. Meine Notfalltablette Tavor beispielsweise gehört zu den häufigsten Angstlösern. Ein Ärzteschriebs über meine Berechtigung, notfalls Tavor zu bekommen, liegt in einem Holzkästchen zu Hause. Das Medikament lockert den Benutzer nach allen Berichten so weit auf, dass sich Körper und Geist subjektiv zwanglos aneinanderschmiegen. Es macht schnell abhängig. Hersteller bewarben Tavor in den Siebzigern als *Sonnenbrille der Seele*. Zu einer gewissen Bekanntheit gelangte die Pille durch den ehemaligen schleswig-holsteinischen Ministerpräsidenten Uwe Barschel, der mehrere davon am Tag schluckte. Auf dem Video von seinem letzten Presseauftritt 1987, wenige Tage vor seinem Tod, fallen kurze Aussetzer und Silbenverschleifungen in seiner Rede auf. Es sind typische neurologische Folgen eines ausgedehnten Tavoreinsatzes.

So schlecht geht es mir nicht, dass ich die *Sonnenbrille* ausprobieren müsste. Das Holzkästchen dient mir eher als Endlager für das Berechtigungspapier und außerdem für diese und jene Pille. Wegwerfen möchte ich vorsichtshalber nichts davon. Benutzen vorsichtshalber auch nichts.

Den vergleichsweise harmlosen Antidepressiva kann man unterstellen, dass sie unsicher wirken. Streuverluste dieser Art existieren überall in der Medizin, oder umgekehrt, sobald es um ein komplexes System geht, findet sich nirgends eine Gewissheit nach dem Modus, dass A zwingend die Reaktion B bewirkt. Depression unterscheidet sich außerdem grundsätzlich von Leiden wie Bluthochdruck oder Diabetes. Sie lässt sich schlechter messen und eingrenzen als andere Krankheitsbilder, sie besitzt eine windungsreiche Geschichte, in der Religion, schlechtes Gewissen und dürftige Daten eine tragende Rolle spielen. Nirgendwo kommen Wissenschaftler deshalb in eine so große Versuchung, Unschärfe in Schärfe zu verwandeln und einfach alle Psychopharmaka als gigantische Verschwörung der Industrie zu enthüllen. Zur Freude aller Skeptiker vertritt der amerikanische Psychiater Irving Kirsch diese Ansicht in seinem Buch »The Emperor's New Drugs«, außerdem in ungezählten Aufsätzen und Interviews. *Drogen wirken nicht*, diesen Kernsatz benutzt Kirsch selbst immer wieder, oder genauer, Antidepressiva wirken gegen Depressionen nicht besser als Placebos, also Zuckerpillen. Außerdem sei die ganze Idee des gestörten Serotoninhaushalts als Verursacher von Depressionen Unsinn. Seinen Totalabriss eines ganzen Wissenschaftsgebäudes leitet Kirsch mit einem Zitat des britischen Pianisten Peter Sproston ein: »Brahms ist das beste Antidepressivum.« (Diesen einen Punkt werde ich nicht bestreiten, schon wegen der Sonate für Violine und Klavier Nummer 1 G-Dur, die auf mich immer so wirkt wie die Sprachmelodie eines sehr angenehmen Menschen aus einer Salinger-Erzählung. Ich lege sie ab und zu auf, wenn ich aus dem Büro komme.)

Mehrere Probleme ergeben sich allerdings aus Kirschs Buch selbst. Zum einen forschten er und sein Partner Guy Sapirstein nicht selbst, sondern werteten Untersuchungen von Pharmaunternehmen aus, 38 Studien mit insgesamt 3000 Patienten. Sowohl die Durchschnittsanzahl von Patienten pro Studie – deutlich unter hundert – als auch die Menge der Teilnehmer insgesamt scheint eher klein für eine derart grundsätzliche Aussage, Antidepressiva würden kaum jemandem nützen. Aber selbst nach Kirschs Recherchen liegt die Verbesserung von Depressionssymptomen durch Tabletten über der von Placebos. Den Unterschied wischt der Autor als klinisch kaum signifikant beiseite. Der Effekt von Placebos wiederum liegt nicht bei null, obwohl sie keine Wirkstoffe enthalten. Wer einfach nur eine statistische Durchschnittslinie durch das komplexe Feld zieht, in dem Antidepressiva nur bei drei von vier Kranken überhaupt den Zustand bessern und jedes vierte Medikament wochenlang braucht, um überhaupt etwas auszurichten, erhält zwangsläufig bescheidene Werte.

Eine ähnliche Untersuchung von Pharmatests durch drei amerikanische Wissenschaftler für das National Institut for Mental Health kam 2010 zu dem bemerkenswerten Ergebnis, dass Psychopharmaka die Symptome im Vergleich zu Zuckerpillen umso eher zurückdrängen, je schwerer die Depression ausfällt.[14] Wenn Antidepressiva kaum besser als ein Scheinmedikament wirken, wie Kirsch meint, dann fehlt zumindest eine plausible Erklärung, warum Schwerkranke sich mit Hilfe der Pillen vergleichsweise besser fühlen als leicht Depressive. Thomas Insel, einer der führenden amerikanischen Psychiater und Chef des National Institut for Mental Health, skizziert das Problem sehr viel gelassener als sein Kollege Kirsch. »Die bedauerliche Realität besteht darin«, so Insel, »dass die gegenwärtigen Medikamente zu wenigen Leuten helfen, sich besser zu fühlen, und nur sehr wenigen, wieder zu genesen.«

Niemand muss sich auf die Seite der Skeptiker schlagen, um Pillenschlucken für ein Experiment zu halten, das den einen hilft und die anderen enttäuscht. Psychiater tasten sich bis jetzt nicht viel anders vor als Röhrenfernsehbesitzer in vordigitalen Zeiten, die an ihren Geräten rüttelten, um eine Bildstörung zu beseitigen, mit Erfahrungswissen auf das Gehäuse klopften oder an der Antenne drehten, bis sich das Bild wieder aufklärte, manchmal jedenfalls, wobei sich der Fernsehrüttler wenigstens an einem zentralen Sender orientieren konnte, während Ärzte zusätzlich vor der Frage stehen, wo die Störung überhaupt beginnt und eine akzeptable Traurigkeit in Krankheit umschlägt.

Mit Magnetresonanztomographen können Ärzte in den Kopf schauen. Sie können Hirnströme messen und Gensequenzen isolieren. Aber selbst wenn es um die ernsthaften Fälle geht, um einen Verlust, den niemand ertragen will – warum fällt es ihnen so schwer, das Gehirn wieder zu entstören?

Achtzehn Monate nach der Zeit in der Nußbaumstraße besuche ich einen Chemiker und Psychiater in der Maximilianstraße, der sich seit Jahren mit der unsicheren Wirkung von Chemie auf das Gehirn beschäftigt. In der Maximilianstraße sitzen nur wenige Ärzte. Unten am Straßenrand parken in der Wärme des großen Sommers von 2015 seltene Sportwagen ein oder aus, während Jungs mit Turmfrisuren auf dem Bürgersteig stehen und Handyfotos schießen.

Professor Florian Holsboer praktiziert nicht mehr als Mediziner. Er verließ 2014 seinen Posten als Direktor des Max-Planck-Instituts für Psychiatrie in München, um sich ganz auf seine Firma zu konzentrieren. Die Firma HMNS Brain Health besteht aus einem Bürotrakt der Maximilianstraße 34, in dem es fast geräuschlos zugeht. Ab und zu läuft ein Mitarbeiter über den Flur. Das Telefon am Empfangstresen klingelt während meines Besuchs entweder gar nicht oder extrem leise. Alle Einrichtungsgegenstände im Besprechungsraum riechen nach neuer Ware. HMNS vertreibt ein einziges Produkt, einen Biomarker, der Ärzten bei der Suche nach dem richtigen Antidepressivum für ihre Patienten helfen soll.

Für seine siebzig Jahre wirkt Holsboer erstaunlich frisch mit seiner von den Händen bis zu seinem fast haarlosen Kopf gleichmäßig gebräunten Haut. Er zählt zu den wenigen über Fachkreise hinaus bekannten Psychiatern, hauptsächlich deshalb, weil sich der depressive FC-Bayern-Spieler Sebastian Deisler von ihm behandeln ließ. Es gehört zu den Talenten des Professors, Dinge einfach zu erklären. Zusammen mit seinen Kollegen am Institut, sagt Holsboer, habe er entdeckt, dass sogenannte Wächtermoleküle wie Türsteher an der Blut-Hirn-Schranke arbeiten. Ihr Arbeitseifer hänge von der genetischen Grundlage ab; manche Türsteher ließen die Wirkstoffe kaum ins Gehirn, andere Wächter würden die Chemie problemlos durchwinken. Mit dem von ihm entwickelten Test könnten Ärzte bestimmen, zu welchem Typ ihr Patient zählt. Ein Tropfen Blut genügt als Analysematerial.

Holsboer spricht ohne größere Hebungen und Senkungen in der Satzmelodie, so wie es viele Leute tun, die immer wieder die gleichen Dinge auf Autopilot erklären: *Zurisikenundnebenwirkungenfragensieihrenarztoderapotheker.* Trotz Hörgerät verstehe ich statt Wächtermolekül Westernmolekül. Aha, eine Art Verbindungsmolekül wie ein Westernstecker, der entweder gut sitzt oder wackelt. Das klärt sich durch Nachfrage. So weit lag mein Verhörer gar nicht daneben. Schlecht verstehen ist wie einmal falsch und zweimal richtig abbiegen, bis die Richtung wieder stimmt.

Sein Analyseset, sagt er, könnte die Behandlungsschwierigkeiten nicht beseitigen, aber den Weg zur Heilung abkürzen. Irgendwann in näherer oder mittlerer Zukunft erhält möglicherweise jeder psychisch Kranke nach dem biochemischen Abklopfen ein Medikament, das genau für seinen synaptischen Spalt gebaut ist, für sein Leben, seine Erinnerungen. Es löscht bestimmte Muster, verstärkt andere. Von den heutigen Pillen würde es sich dann so prinzipiell unterscheiden wie die heutigen Pillen von Hasenblut und Ziegenstein.

Als Chemiker argumentiert Holsboer sehr materiell, ohne jeden Unter- und Überbau. Stoffe bewegen sich von hier nach da, dabei bewirken sie etwas. Für meine Privatbezeichnung *Miststück* hätte er vermutlich eine passende analytische Notiz übrig, über der etwas zwischen Abwehr und andromorpher Spekulation steht, also der Wunsch, das Phänomen zu vermenschlichen, aber er selbst, vermute ich, könnte mit dem Wort wenig anfangen. Für ihn lösen sich nicht nur die Fehlfunktionen im Kopf in Stoffwechsel und Struktur auf, sondern mehr oder weniger alles, was dort oben passiert. Mich interessiert diese Betrachtungsweise gerade deshalb, weil ich in ihr noch nicht einmal das Gegenteil meiner eigenen erkenne. Er vermisst weitläufige Gebiete mit einer hochauflösenden Kamera von einer Raumstation, ich wandere von einem Begriff zum nächsten ohne festes System, aber hoffentlich auch nicht ganz wirr. Beide Perspektiven gefallen mir.

Ich erzähle ihm von Professor F. in der Nußbaumklinik, der mir als bekennender Lithiumfan zur Stimmungsstabilisierung Lithium verordnet hatte.

Professor F. sei ein lieber Kollege, sagt Holsboer. »Aber ich kann mir als Chemiker einfach nicht vorstellen, wie Lithium wirkt. Das therapeutische Fenster ist extrem klein.«

»Woran orientiert sich eigentlich ein Psychiater?«

»An sich selbst.« Holsboer lacht, wie Leute lachen, wenn sie die üblichen rhetorischen Rückversicherungen aufgeben. »Jeder Psychiater«, sagt er, »geht hermeneutisch vor.«

Er beobachtet, interpretiert, sucht Muster.

Eine bessere Methode gibt es nicht.

Die Medikamente, über die wir sprechen, existieren überhaupt erst seit den fünfziger Jahren. Der Schweizer Arzt Roland Kuhn war ein verschrobener und leicht kränkbarer Mann. Lebenslang kam er kaum über seine Heimat hinaus. Er arbeitete ab 1939 in der psychiatrischen Anstalt Waldau, später in der Klinik Münsterling am Bodensee, die er von 1971 an leitete. Es war der höchste Posten, den er je erreichte.

Kuhn besaß eine Leidenschaft für das Experiment. Im Alter von 15 Jahren mischte er seiner Mutter, die an Struma litt, heimlich jodhaltige Algen in den Tee. Ihr Kropf verschwand tatsächlich. Er versuchte, allerdings vergeblich, aus Atropin ein Medikament gegen Depression herzustellen. Anfang der fünfziger Jahre mischte er für das Pharmaunternehmen Ciba Geigy ein Neuroleptikum, das er auch einigen wenigen Depressiven und Schizophrenen in seiner Klinik Münsterlingen verabreichte. Die Ergebnisse fielen erstaunlich gut aus, deutlich besser als die schlaffördernde Wirkung des Mittels. Angang 1954 schrieb Kuhn an das Sanitätsdepartement der Kantonalverwaltung Thurgau: »Die Erfahrungen waren derart, dass wir es nicht verantworten konnten, nicht sogleich auch selber Versuche mit dem Medikament zu machen.«

Größere Beschränkungen für Arzneimitteltests an

Psychiatrieinsassen existierten damals nicht. Kuhn führte seine Testreihen mit verschiedenen Dosierungen durch, um das Medikament zu perfektionieren. In seiner Autobiographie schilderte er unbefangen, wie er den Stoff an seinen Patienten durchprobierte, nicht nur an Depressiven, sondern an mehr oder weniger allen Gruppen psychisch Kranker. »Wir haben während etwa eines Jahres mit der Substanz bei den verschiedensten psychiatrischen Krankheiten und Anomalien gearbeitet und diese so nach und nach an etwa 300 Fällen kennengelernt«, schrieb Kuhn. Als er im September 1957 beim Weltkongress für Psychiatrie in Zürich sein Mittel namens Imipramin vorstellte, hörten ihm nur wenige Kollegen zu. Niemand hielt den provinziellen Klinikarzt für eine Kapazität, erst recht nicht für einen Revolutionär seines Fachs. Ciba brachte das Medikament ab 1958 unter dem Handelsnamen Tofranil auf den Markt. Es war das erste trizyklische Antidepressivum der Welt, dem bis heute die meisten Antidepressiva ähneln. Hersteller setzen mit der Medikamentenfamilie heute jährlich zwanzig Milliarden Euro auf dem Weltmarkt um.

Kuhn starb erst 2005 in der Schweiz und hinterließ ein großes und sehr ungeordnetes Privatarchiv über seine lange Zeit in der Klinik Münsterlingen. Aus den mittlerweile halbwegs geordneten Unterlagen ergibt sich, dass in der Zeit seiner Imipraminversuche mindestens 23 Patienten starben. Die genaue Todesursache kann niemand mehr feststellen. Auf späten Fotos von ihm ist ein lächelnder Mann mit Echsenhaut, riesigen Ohren und einer schnabelartigen Nase zu sehen, der wusste, wie sehr er die Medizin verändert hatte. Bis zuletzt fühlte er sich unzureichend gewürdigt, ja missachtet. Wenn er die Historiker noch hätte empfangen können, die gekommen waren, um seine Papiere zu ordnen und die Toten zu zählen, hätte er sie wahrscheinlich mit dem Satz begrüßt: »Endlich sind Sie da, um mir Gerechtigkeit widerfahren zu lassen.«

7 / Drinnen & draußen

Lena, die Patientin mit den Chauchat-Wangenknochen und der Armnarbe, möchte nach Hause. Zehn Wochen Krankenhaus und Klinik reichen. Sie müsste eigentlich zu einem Gesprächskreis gehen, so steht es auf ihrem Plan. »Ich hab mich geweigert«, sagt sie und lächelt. An ihr gäbe es nichts mehr rumzutherapieren. Morgen sei sie weg. Übermorgen allerspätestens.

Auch Esra der Systemtechniker befindet sich an dem kippeligen Punkt, an dem die eben geheilten Nervenstränge gleich wieder zu zerfasern drohen. Eine private Zankerei verbindet ihn mit Lina, dem Mädchen mit der Decke. Sie sitzen nebeneinander im Aufenthaltsraum, er scheißt sie sehr leise zusammen.

Ein Alarmsignal springt an, das so klingt wie die Katastrophensirene in einer Geheimfestung des Bond-Bösewichts. *Mähp, mähp, mähp.* Alle Weißkittel der Station rennen hinaus ins Treppenhaus. Der erwachte Korsakow wackelt den Korridor entlang, um zu sehen, wo es interessanten Ärger gibt. Da flutet die Truppe aus Doctores und Pflegern aber schon wieder zurück. Fehlalarm. Trotzdem herrscht eine Stimmung auf der Station wie im Zauberberg-Kapitel »Die große Gereiztheit«. *Was gab es denn? Was lag in der Luft?*

Was gibt es denn laut Aufgabenzettel? Mal abgesehen

davon, dass mir und keinem anderen ein ähnlich schlimmes Ende droht wie dem Zauberberghelden Hans Castorp. Wir riskieren höchstens einen ungünstigen Therapieverlauf. In meinem Wochenplan stehen Ergotherapie, Sport, Gruppengespräch. Vor dem Malzirkel unten im Erdgeschoss graut es mir. Die schlammfarbenen Farblandschaften mit roten Schmierspuren weisen schon auf dem Korridor auf das Missverständnis hin, Depressive müssten zur eigenen Erleichterung einfach tief in sich hineinschauen und anschließend ein paar breite Pinselstriche ziehen. Noch schlimmer stelle ich mir nur den Stuhlkreis vor.

Das ganzheitliche Gesummse verstimmt mich bis zur Aggression, ein Oberton, der unvermeidlich über jeder Kunst-, Atem- und Aufstellungstherapie liegt. Schon als Kind – ich könnte also schreiben: seit jeher – ging mir Esoterik in jeder Darreichungsform auf die Nerven, besonders dann, wenn sie sich mir in Gestalt getuschter Regenbögen, sprechender Bäume und weiser Kinder aufdrängte wie eine moralische Besatzungsarmee, die den leisesten Widerstand niederkartätscht. Meine Mutter fand, die menschliche Seele habe die Form eines Schmetterlings. Ich fand, sie sehe wie ein Bleistiftstrich vom Hals bis zum Hintern aus, und zeichnete ihr eine Skizze, die das Seelendings meiner Meinung nach gut verständlich darstellte. Sie schüttelte sich.

Alles in allem kam ich der Sache damals schon sehr nah. Für meinen Strich nahm ich einen extraweichen Bleistift, um die Körperlichkeit dieses Mittelstücks zu betonen, bei dem es sich, wie ich ihr erklärte, um eine Black Box handelte. Nachrichten rein, Nachrichten raus. Den Begriff Black Box kannte ich aus dem »Großen Buch der Kybernetik«, einem Geburtstagsgeschenk meiner ansonsten nicht überehrgeizigen Eltern.

Schmetterlinge, das muss ich zum Verständnis meiner Rohheit anfügen, galten in den Siebzigern nicht viel, zumindest nicht in unserer dreckigen Industriegegend. Dort kam nur eine Sorte vor, nämlich der gemeine Kohlweißling. Der allerdings so massenhaft, dass wir alle Exemplare um uns herum stumpf mit Federballschlägern niederklatschten. Die Tiere hatten, wie man heute sagen würde, keine Lobby.

Erst viel später las ich bei Vladimir Nabokov, dass auch seltene Kohlweißlingsabarten existieren, etwa Scheinzwitter mit einer männlichen linken und einer weiblichen rechten Seite (ein Exemplar dieser Sorte zerdrückt seine Gouvernante in »Erinnerung, sprich« versehentlich mit ihrem Derrière). Heute bin ich mir sicher, in unserer von Flugasche und Schwefel gedüngten Luft hätten sich damals mühelos echte Zwitter und Kohlweißlinge mit Überbeinen gefunden. Ich wusste es nicht besser, leider.

Müsste ich in den Malzirkel, ich würde immer noch eine Black Box aufs Papier bringen, als Selbstbild, Seelen- und Weltmodell.

Am ehesten interessiert mich Sport. Bis jetzt stehe ich allerdings noch nicht auf der Teilnehmerliste der Frühgruppe. Macht nichts. Ich kann auch wieder allein an der Isar laufen. In der Ergotherapie müsste ich eigentlich nach einem bestimmten Schema am Klinikcomputer schreiben, um mich langsam für die Belastungen des Draußenlebens zu steigern. Der anhaltend lächelnde Ergotherapeut verzichtet auf den Plan, als er hört, dass ich sowieso schreibe. Außerdem gibt es außer mir keinen weiteren Patienten, der sich in diesem Computerraum einfindet. Resigniert hält mir der Therapeut einen Vortrag über unzuverlässige Klinikinsassen, der sehr schnell in grundsätzliche Beschwerden über die Bürokratie im Haus übergeht. Unsinnige Regelungen, Fehlverwendung von Geld, demzufolge auch Mangel an Geld, obwohl eigentlich genug da wäre etc. Ich verfüge inzwischen über eine hübsche Sammlung von Therapiegesprächen, in denen sich die Therapeuten endlich mal ihre Black-Box-Seele freireden. Mein erster Psychiater erzählte von seinen beruflichen Demütigungen, der zweite von dem Messiesyndrom seiner Mutter. Professor T. aus der Nußbaumstraße von seinem ungesunden Arbeitseifer. Weil ich bei diesen Gesprächen oft dasitze und nichts sage, gelte ich als guter Zuhörer. Ich erkenne mich ja selbst bei diesen inversen Therapiegesprächen, ich erkenne meinen grundlegenden Zwang, den Erwartungen anderer Leute zu entsprechen. Die Sitzungen erfüllen also ihren Zweck.

Gut, diesen grundlegenden Zwang durchkreuze ich jetzt. Die Ärzte raten mir, noch eine Weile stationär zu bleiben. Ich möchte langsam wieder nach draußen. Den Doctores S. und L. schwärme ich vor, wie gut es mir doch schon wieder ginge. Um das Ergo- und Sonstwasprogramm abzuarbeiten, könnte ich tagsüber kommen. Abends und nachts meine eigene Wohnung. Meinen eigenen Schreibtisch. Mein eigenes Isarufer tagsüber am besten auch schon. Wieder ans Draußenleben gewöhnen, die Grundidee sei doch gut. Darüber wiegen die Doctores ihre Köpfe. Eine Mindestzahl von Stunden müsste ich auch beim teilstationären Aufenthalt in der Klinik bleiben. Schon aus abrechnungstechnischen Gründen. Früh kommen, keinesfalls erst mittags. Im Programm bleiben.

Ich sage schnell zu allem ja. Ab übermorgen darf ich.

So, wie mir die Sicherheit hilft, sowieso jederzeit gehen zu können, hilft mir umgekehrt auch der Gedanke an die Nußbauminsel. Solange ich meine Versicherungskarte behalte, finde ich hier immer einen Schlafplatz, Medikamente, Essen und Konversation.

Aber jetzt erst einmal raus in die mittlerweile nahezu fremde Stadt.

Das Leben selbst kommt mir an der Ecke Nußbaum-/Goethestraße entgegengekachelt, ein Junge im A 3, der dem Viertel gerade »Seven Nations Army« von The White Stripes vorspielt. Ich weiß genau, wie es ihm gerade geht. Er weiß nichts über mich. Das nennt man eine Win-win-Situation.

Seit Jahren bin ich, von Urlauben abgesehen, nie einfach allein in ein Café gegangen, um dort ohne zeitliche Begrenzung rumzusitzen. Genau das werde ich jetzt tun. Hingehen und halblaut sagen, an diesem Tisch werde ich den Rest meines Lebens verbringen. Als Allererstes übe ich das ziellose Herumlaufen, während ich mir das Mantra meiner Therapeutin aufsage, ich müsste Distanz zur Arbeit finden und einfach mal das Tempo runterschalten. Am Reichenbachplatz sitzt Bastian Schweinsteiger an einem Cafétisch und trinkt aus einem hohen Glas. Ihn treibt augenscheinlich auch nichts. Man lässt ihn in Ruhe. Mich wird man erst recht in Ruhe lassen. Also nehme ich drinnen im Café Platz, bestelle eine heiße Schokolade und eine Brezel mit Frischkäse, breite eine Zeitung vor mir aus, ohne zu lesen, und übe interesseloses Wohlgefallen, solange das Antidepressivum von heute Morgen wirkt.

Ein kahler Herr mit leberfarbenen Tränensäckchen am

Nebentischchen fängt meinen Blickkontakt auf und redet los, als hätten wir schon neulich zusammengesessen.

»Kennen Sie das Deutsche Museum? Ich war grad da mit meinem Enkel. Kennen Sie die Messerschmidt 262? Die V2? Haben Sie die mal gesehn, ja?«

»Ja, ein paarmal.«

»Dann wissen Sie ja Bescheid.« Er leckt sich die Lippen geschmeidig. Sein grüner Anzug sieht nach Försteruniform aus oder nach dem guten Anzug aus den Fünfzigern.

»Die Me 262, der Arado-Kampfbomber, die Rakete. Wissen Sie, worum es da ging?«

»Keine Ahnung.«

»Um Amerika. Immer ging es darum, wie kommt man über den Atlantik. Immer. Nie ist nur eine Rakete nach Osten geflogen. Nachweislich nicht.«

Am Tisch hinter mir kracht es, der Stockschirm einer Frau liegt am Boden und wird sorgsam wieder an die Wand gelehnt. Davon lassen wir uns nicht ablenken. Wir beide finden das Gespräch interessant.

»Ich bin kein Militarist!«, ruft der Mann im grünen Anzug. »War Ludendorff auch nicht, das nur mal nebenbei. Aber«, sein Zeigefinger richtet sich auf mich. In dem Moment fällt der Stockschirm wieder um. *Kawusch.* Er bedeutet mir mit wackelndem Finger, mich jetzt nicht ablenken zu lassen. »Aber wissen Sie, was dort fehlt im Museum? Keinen Panzer gibt's dort. Kinder kennen ja heutzutage gar keine Panzer mehr.«

Eigentlich fallen seine leberfarbenen Tränensäcke nur wegen seiner Basedow-Augen auf.

»Ja«, sagt ich, »Sherman, T 55, Tiger – als ob's da keine Unterschiede gäbe.«

»Sie sind Spezialist?«

Erstaunlich, wie mein Zustand mich dazu bringt, auf sehr viele Fragen wenigstens zu nicken. Mir scheint, dass ich diesem Herrn gerade einen Traum erfülle. Verständlicherweise will er prüfen, ob sein Glück echt ist.

»Zum Beispiel, wie hieß der finnische Generalfeld-«

»Mannerheim.«

»Ahh. Wen kennen Sie von den russischen Generälen?«

»Schlamm. Winter. Bagration.«

»Bagration. Erstaunlich. So ein junger Mensch wie Sie. Wo kommen Sie eigentlich her?«

Kawusch. Der Stockschirm kracht wieder aufs Parkett. *Schwerkraft? Nein danke,* das sollte logischerweise auf dem Rucksack der Dame stehen. Der Antiatomaufnäher nützt ihr jetzt auch nix.

»Dreimal kostet 'ne Runde«, ruft der Grüne und konzentriert sich wieder auf mich. »Also, woher?«

»Aus der Klapse. Muss auch gleich wieder zurück.«

Übrigens bezweifle ich, dass sein Enkel überhaupt existiert. Wahrscheinlich hatte er im Museum die ganze Zeit auf seinen kleinen Giselher, sieben, eingeredet, den nur er als Großvater sehen kann.

Er nickt. »Hat mich sehr gefreut. Ohren steifhalten.«

Draußen sitzt immer noch Schweinsteiger. Blinzelt in die Märzsonne. Grad biegt Korsakow mit einem Patienten einer anderen Abteilung um die Ecke des Reichenbachplatzes. Angesichts der vielen als gesellschaftstauglich angesehenen Leute gibt es wirklich keinen Grund, warum ich noch länger in der Klinik hocken sollte. Ich bin mir noch nicht einmal sicher, was den Grüngekleideten angeht. Was weiß ich, ob sich manche Kinder nicht doch wieder für Panzer interessieren?

Der Klinik nähere ich mich wie ein Sportler im Desorientierungskampf, ich schweife ab, gebe mein Bestes, um mich im Glockenbachviertel zu verirren, gehe aber trotzdem auf Umwegen in die korrekte Richtung. Das Konzept des absichtlichen Verlaufens scheitert offenbar schon im Ansatz. Aber immerhin versucht.

In der Nähe vom Gärtnerplatz besuche ich eine Galerie wie ein echter Alkoholiker ein Trinkbüdchen, gierig und ausgetrocknet, und tatsächlich, jetzt, da nicht mehr der Schmierfilm über allem liegt, kommen die Farben der großformatigen Bilder auf mich zu wie Flash, vor allem das Rot, gefolgt von Orange und Gelb. Mit Symptomen einer leichten Überdosis und der irren Überschlagsrechnung, wie viel ich schreiben müsste, um eine dieser Leinwände zu kaufen, entferne ich mich wieder.

Auf der Station prahle ich damit, dass ich schon sehr bald raus darf. Lena verabschiedet sich von mir. Sie geht wie ich in den nächsten Tagen. Wir tauschen die Mailadressen. Auf dem Korridor eilt mir Esra entgegen. Er muss zu einem Termin, seine Entlassung steht an. Demnächst will er wieder mit fünfzehn Stunden pro Woche in die Arbeit einsteigen, ganz langsam, um stabil zu bleiben, wie er sagt.

Was meinen Zustand angeht, kommt mir alles genau richtig vor. Das Citalopram und die Lithiumrationen wirken optimal. Meine Albträume verstecken sich in ihren Höhlen. Auch Kasper, die Aufpasserinstanz gegen Paranoia, kann jetzt durchschlafen. Für ihn gibt es nichts zu tun. Vor mir liegt ein Stück unverplantes, noch nicht von Fehlern durchschossenes Leben, das ich auf der Stelle ausprobieren will. Natürlich kommt es mir unwahrscheinlich vor, dass die Heilung so schnell gegangen sein soll.

Andererseits, warum soll es nicht auch Spontanremissionen von Psychosachen geben?

Zeug zusammenräumen nach dem Frühstück, Tasche packen, ein letztes Mal in der unzerstörbaren Duschzelle duschen. Und ab nach Hause, auf Probe.

Draußen liegt rotgelber Puder auf allen Autos. Auf den Gehwegen zeichnen sich die Ritzen rot ab. Keine gleichmäßige Puderschicht, sondern kleine Staubinseln und überlappende Ringe dort, wo schwere Regentropfen über Nacht auf den Autoblechen gelandet sein müssen. Es dauert eine Weile, bis ich kapiere. Afrika. Über München liegt eine dünne Schicht verlagerter Sahara, Aerosolpartikel, die es mit der Regenfront über die Alpenkämme geschafft haben. Das steigert meine Euphorie erheblich.

In meiner Straße läuft vor mir eine Mädchengestalt mit Pelzmütze, die ich erst im Vorbeigehen als meine Hausnachbarin aus der dritten Etage erkenne, eine schätzungsweise achtzigjährige Dame, die bei Temperaturen unter zwanzig Grad immer Tschapka und Kinderanorak trägt. Hatte ich in der kurzen Zeit auswärts vergessen. Sie sagt *Hallooo*, ich sage auch *Hallooo*.

Selbst nach langen Urlauben hatte ich mich nicht so sehr auf meine Wohnung gefreut wie jetzt. In meiner Tasche liegen etwa hundert Tabletten aus der Klinik, drei für jeden Tag. Doktor S. zufolge kommt es bei neunzig Prozent der Depressiven, die ihre Pillen vorzeitig absetzen, zu einem Rückfall. Das passiert mir unter Garantie nicht. Ich plane eine vorbildliche Selbsttherapie. Noch nie war ich so entschlossen, mich tugendhaft zu benehmen. Seit zwei Monaten kein Nachtleben, seit vierzehn Tagen keinen Alkohol. Beides fehlt mir nicht.

Aus dem Briefkasten hole ich Verlagspost und ein Schreiben der Deutschen Rentenversicherung, das mich über Beweismittel für meine Versichertenexistenz informiert. Abkehrscheine gehören demnach auch dazu. Was immer ein Abkehrschein ist, ich finde, jetzt hätte ich einen verdient. Schaffte die Abkehr aus der Psychiatrie, März 2014, Unterschrift, Stempel. Ankunft im angestammten Abkehrbezirk München Haidhausen.

Auf allen Fenstern bei mir im Dachgeschoss liegt eine rote Saharakruste. Ich bekomme sie nur von außen sauber, also klettere ich die nächste Stunde mit Wassereimer und Lappen auf dem Schrägdach herum. Überall gibt es entweder einen kleinen Steg für den Schornsteinfeger oder eine Dachgaube, die sich erklettern lässt, jedenfalls lässt sich jedes Fenster prima erreichen, sofern man ein bisschen aufpasst. Nach der Arbeit setze ich mich auf den First einer Gaube und sehe mir die Spitze des Fernsehturms im Westpark an. Zum ersten Mal seit zwei Monaten fühle ich mich weder hypomanisch noch eingezwängt in einer Kapsel der Traurigkeit, sondern im Großen und Ganzen okay. So ganz fraglos in Ordnung in schwindelfreier Position wie als Vierzehnjähriger auf dem Geländer der Eisenbahnbrücke in meiner Heimatstadt. Ganz langsam findet alles wieder seine Mittellage: Kopf, Schlaf, Sicherheitsgefühl.

Dummerweise hält der geheilte Zustand nur ein paar Stunden. Stimmungsausschläge, jetzt nach oben, kommen schneller und unregelmäßiger als während der ersten Euphoriephase in der Klinik. Ich weiß, ich müsste das Tempo jetzt herunterregeln. Genau das hatte ich mit meiner Therapeutin als Plan zurechtgelegt. Mehr Pausen, langsamere Schlagzahl, öfter nein sagen. Also immer gegen die Bewegung im eigenen Kopf arbeiten. Gegen die Ausschläge nach unten genauso. Das ist das vielleicht Lästigste an einer abklingenden Depression: Du brauchst eine Handsteuerung für Dinge, die bei anderen Leuten automatisch ablaufen. Die Bewegung im Kopf, der hypomanische Drive sagt, ich müsste jetzt sofort an meinem Buch weiterschreiben, nach Berlin fahren, Leute abtelefonieren und vorher noch laufen gehen, ich müsste also wieder in das Leben vor der Klinik zurück, angereichert um ein paar Zusatzaktivitäten. Also versuche ich, ein Gefühl für die Handsteuerung zu bekommen. Ich fahre in die immer noch sandige Innenstadt, aber ohne Plan, ohne Ziel, sondern nur, um mir selbst dabei zuzusehen, wie mein Hochstimmungsanzeiger von selbst wieder auf Normalmaß fällt.

Die U-Bahn: großartig. Der Odeonsplatz: sehr großartig. Die Theatinerkirche in ihrem unverschämten Gelb: hallo. Vom Hofgarteneingang her eine nörgelnde Stimme, immer wieder hoch und abwärts und überkippend, höchstwahrscheinlich ein Exiliraner, der auf Farsi schimpft. Auch großartig. Beim Näherkommen stellt sich das gutturale Nörgeln als Saxophonspiel eines Halbprofis heraus. Irgendetwas knallt und hallt in meinem Kopf immer noch nach, trotz absoluter Nüchternheit. Oder es knallt in meinem Hier und Jetzt, weil derart viele Reize zu mir wollen. Ein ganz kleines bisschen erinnert mich das alles daran, wie man ein, zwei Mal in den Neunzigern morgens aus der Disco in Ibiza wie auf dem Hochseil lief, großartig im abebbenden Rauschen von MDMA.

Erst jetzt fällt mir auf, wie still die Nußbaumklinik war, wie leise die Leute dort redeten, wie wenig städtischer

Krach durch die spaltweit geöffneten Fenster hereinkam. Wie gedimmt dort die Farben wirkten.

Als erstes Problem, das sich der Regelbarkeit entzieht, kommen die Splatterträume am frühen Morgen zurück, amputierte Gliedmaßen, abgezogene Haut.

War doch eine brauchbare Idee, halb in der Klinik zu bleiben. Morgens zur Blutabnahme, zur Ergotherapie, zur Visite. Professor F. empfiehlt ein weiteres Antidepressivum für einen besseren Schlaf, ein Breitbandmedikament alter Schule. Ich melde vorsichtig Bedenken an, weil ich schon einmal Citalopram und zweimal Lithium pro Tag schlucke.

»Das Trimipramin«, sagt der Professor, »können Sie wahrscheinlich bald wieder absetzen.«

Davon abgesehen würde ich zu schnell eine Komplettheilung erwarten. Meine vollstationäre Phase sei sehr kurz gewesen, seiner Meinung nach deutlich *zu* kurz. Jetzt bloß nicht überlasten. Im Übrigen könnte ich auch wieder in die Ganztagstherapie zurück.

Ich meine, erst sollte die neue Tablettenmischung mal ihre Arbeit erledigen. Außerdem, würde ich nicht einem wirklich ernsthaften, also einem echten Depressionsfall jetzt das Bett wegnehmen?

Doktor L. wirft dem Professor einen Blick zu, der auf überhaupt nicht verschleierte Weise meint: *Sehen Sie? Der eingebildete Gesunde.*

»Nein«, sagt Doktor L., zu mir, »wir hätten ein Bett für Sie.«

Zugegeben, jetzt geht es für mich auch um das Rechtbehalten. Um die Ehre. Ich spule noch einmal zurück, fast an den Anfang, an den Punkt der ersten Tablettenwirkung und meiner halkyonischen Friedlichkeit in den damals noch schneebetupften Isarauen. Möglicherweise hatte ich diesen Zustand zu eilig verlassen. Der Fehler ließe sich aber notfalls auch später noch korrigieren.

Es würde schon jede Woche besser, sage ich. Stimmt ja auch, wenn ich vom tiefsten Punkt bis heute eine Linie ziehe. Ich verabschiede mich aus der Sprechstunde. Das süßliche Aroma des Desinfektionsmittels in der Station geht mir auf die Nerven.

Nur die Ruhe. Morgens in die Klinik, nachmittags frei, wenig tun, alles herunterbremsen, früh schlafen gehen. Die Pillen schlucken. Leere, zen-buddhistische Räume schaffen.

Probehalber nehme ich mir vor, nichts zu tun, sondern nur abwechselnd zur Straße und zum Hof hin aus dem Fenster zu sehen. Das bedeutet Zwang und Anstrengung nicht nur für mich, sondern mutmaßlich für die meisten Leute, weshalb auch praktisch niemand reine Kontemplation länger als drei Minuten aushält.

Eine Weile passiert nichts, dann geht es mir wie Alice, die in den Kaninchenbau fällt. Eine Krähe (Dohle?) landet in der Astgabel des Baums vor dem Fenster, an dem ich grünen Tee trinke. Bezeichnenderweise lässt sie sich um eine Uhrzeit dort nieder, zu der ich die Wohnung früher schon verlassen hatte. Der schwarze Vogel transportiert ein Ästchen in seinem Schnabel, mit dem er etwas übt, was mir verschlossen bleibt. Er klopft mit dem Zweiglein gegen den Stamm, hebt es in die Senkrechte, bewegt es durch die Luft wie ein Laserschwert, lässt das Stöckchen nach zehn Minuten wieder los und fliegt davon.

Am nächsten Tag, um ziemlich genau die gleiche Zeit, landet er wieder an der gleichen Stelle mit einem sehr ähnlichen Ast, spielt wieder Laserschwertschwinger und verschusselt sein Objekt am Ende auf die gleiche Weise wie gestern. Vielleicht ergibt das einen evolutionären Sinn. Vielleicht ist ihm auch nur langweilig. Mir nicht. Ich sehe so etwas zum ersten Mal. Ich zähle die anscheinend sesshaften Tiere im Umkreis meiner Dachgeschosswohnung, von denen ich früher praktisch nichts wahrgenommen hatte. Sieben Vögel (fünf Krähen oder Dohlen, eine Amsel, eine Elster), gegenüber auf dem Dach eine Katze in der Märzsonne, unten im Hof ein gerade verstorbenes Eichhörnchen mit zugekniffenen Augen, die wie ein doppeltes X aussehen.

Nach den Stunden in der Klinik bepflanze ich die Kästen auf meiner Dachterrasse neu und entdecke dabei ein Nussdepot unter den halb versteinerten Pflanzenresten. Sobald ich von der Terrasse verschwinde, hüpft eine Krähe auf der Brüstung herum, der die Nüsse rechtmäßig zu gehören scheinen. Woher das Wort »vogelwild« kommt, würde ich wirklich gern wissen. Die Vögel hier legen Wert auf Routine. Müssen ihre Übungen machen und Nussdepots verwalten. Die Elster verkehrt im Zehnminutentakt zwischen dem gegenüberliegenden Dach auf der Straße und ihrem Hofbaum. Ich komme kaum hinterher mit der Kontemplation.

Ich gebe mir also alle Mühe, das Tempo zu drosseln. Ich befolge die Medikamentierungsvorschriften, ich gehe pünktlich (am besten eine halbe Stunde zu früh!) zu den Therapiegesprächen in die Klinik und lasse wie empfohlen abends den Alkohol weg. Trotzdem schließt sich die Isolationskapsel wieder um mich, in einer allmählichen, aber unaufhaltsamen Bewegung. Nach meiner Vorstellung ähnelt die Kapsel einem großen metallenen

Überraschungsei, dessen symmetrische Hälften sich aufeinander zubewegen. Wenn es sich am Morgen schließen will, befinde ich mich am Nachmittag in seinem abgeriegelten Inneren. Dann möchte ich nicht mit anderen sprechen, keine Mails beantworten, erst recht nicht wie vor ein paar Tagen durch die Stadt laufen oder in einem Café sitzen, das heißt, ich möchte das alles natürlich doch, aber mir fehlt jeder Impuls, meinen kleinen zwanghaft eingenommenen Fleck zu verlassen. Dafür bewegen sich die Gedanken wieder auf engen Kreisbahnen. Auch das möchte ich nicht. Aber es gibt keinen Weg, die Situation selbst zu beenden. Nach einer Weile öffnet sich die Kapsel von allein. Mehr Tabletten kann ich jetzt schlecht nehmen. Vor meiner Reise in die Psychiatrie hatte ich mehrere Wochen am Stück in einer Zelle verbracht. Jetzt stecke ich in einer Art offenem Vollzug mit einem sehr unregelmäßigen Wechsel zwischen Kapsel und Freigang. Keine Frage, dass dieser offene Vollzug mit seinen gelegentlichen Euphorieüberschüssen der bessere Zustand ist.

Die letzten Tage meiner Zeit als Halbtagsinsasse der Klinik kommen. Als Übung stelle ich mir morgens und abends vor, wie die Kapsel, das Krokodil und meine Verstümmelungsträume einfach verschwinden.

Als schon fast entlassener Patient setze ich mich zu der Stationsversammlung, mit der leichten Angst, jeder müsse jetzt reden. Eine Reihe vor mir sitzen Esra und Lina. Ansonsten viele neue. Lena fehlt. Elastisch kommt der Manager im Mistkäferanzug herangeeilt, um multitaskingfähig an seinem Handy herumzukneten, während er sich setzt. War vermutlich grade in der Ergotherapie.

Ein paar Patienten beschweren sich über die langen

Wartezeiten für ein Arztgespräch. Das sei ein bekanntes Problem, gibt der Pfleger zu bedenken. In das Gemurmel hinein meldet sich ein sehr dünnes, neu aufgenommenes Mädchen, sie wolle eigentlich anderen nicht das Essen wegessen, manchmal täte sie es aber doch. Dann sollten die anderen sie daran hindern. Dabei sieht sie nicht so aus, als würde sie überhaupt essen. Flüssig ernähren, das scheint bei ihr das höchste der Gefühle.

Falls jemand mich aufrufen sollte, würde ich eine kleine Rede halten: »Mir geht es nicht überragend, aber besser als bei meiner Ankunft. Dafür danke ich allen, den Weißkitteln, den patenten Patienten, der Pharmaindustrie, Ernst Kraepelin und dem Wetter. Was mich betrifft, ich komme aus der Gegend zwischen Elend und Sorge. Das sind hübsche Orte im Harz. Wer gern wandert, kennt Elend höchstwahrscheinlich, es liegt an der B 27 und am Brocken. Falls einer von euch mich um irgendwas beneidet, dann sollte er das sagen. Bitte.«

Allerdings ruft mich keiner auf. Nach einer Viertelstunde zerstreut sich das Plenum. Ich komme nicht dazu, Esra noch hallo und tschüs zu sagen. Meine Klinikzeit läuft aus, nicht mit einem Donnerschlag wie bei Hans Castorp, sondern ohne besondere Vorkommnisse. Mehr als diesen Limbo, diesen provisorischen Genesungszustand, das erkenne ich in diesem luziden Moment, werde ich nicht erreichen. Zumindest nicht hier und sofort.

Das Abschlussgespräch mit den Stationsärzten möchte ich betont locker führen. Als Veteran. Wissen Sie, nach zwei Tagen kam gewissermaßen der Wendepunkt. Ich weiß noch ganz genau, wie ich meine erste Depripille bekam. Eine Citalopram. Am Anfang hatte ich noch Mühe, sie aus der Packung zu fummeln. Aber dann! Ich werde nie die Wirkung vergessen, süß und sahnig und unheimlich gut.

Als ich dann bei den Doktoren L. und S. im Zimmer sitze, fange ich so ähnlich an: Gute Zeit in der Klinik, fühle mich schon viel besser. Gern würde ich wieder arbeiten. Ich sei im Schnitt auf der Nulllinie. Die Frage wäre nur, wie könnte ich jetzt wieder deutlich nach oben kommen? Doktor S. schaut mich auf eine Weise an, die schon Ungutes ahnen lässt.

»Sie haben nichts kapiert.« So fängt sein Vortrag an. »Aber auch gar nichts. Sie sind gerade mal drei Wochen hier und noch lange nicht wieder okay.« Was ich denn meine, wie oft er so etwas sehe. Patienten, die sich ein paar Tabletten einpfeifen und gleich wieder super fühlten. Das sei aber ein völlig subjektives Empfinden und außerdem dumm. Ich würde mich benehmen wie jemand, der nach einem Herzinfarkt schon wieder Langstrecke laufen wolle. Professor F., die anderen Ärzte und er selbst hätten sich ja schon den Mund fusselig geredet, aber offensichtlich völlig umsonst.

Und so weiter.

Leute wie ich würden sich chronisch überschätzen. Viel zu früh aus der Klinik hüpfen wie Hans im Glück, dann käme der Absturz, dann die nächste Klinikphase.

»Sie werden wiederkommen«, sagt er mit Hypnotiseurblick.

Ich sage nichts.

»Von jetzt ab ihr Problem«, erklärt Doktor S. und macht eine Geste, als würde er mir ein Päckchen zuschieben.

Ich finde gar nicht so unberechtigt, was er sagt. Mein Problem war es allerdings von Anfang an. Gern hätte ich ihm noch gesagt, wie sehr ich seine pantomimische Darstellung des Pawlow'schen Hundes bewundere. Dafür, fürchte ich, ist der Moment jetzt unpassend.

Frau Doktor L. rät mir ganz praktisch, mit einer Psychologin des Hauses in Kontakt zu bleiben.

Von Doktor L. bekomme ich auch meinen Arztbrief, der Diagnose und Therapie zusammenfasst. Meinen Abkehrschein.

»Bei Aufnahme war der Pat. wach, bewusstseinsklar, zu allen Qualitäten voll orientiert. Im Kontakt adäquat und nicht alkoholisiert. Affektiv war der Pat. niedergestimmt und vermindert schwingungsfähig. Bipolar-affektive Störung (ICD-10: F 31.4.).«

Es folgt eine Zusammenfassung der depressiven Phasen einschließlich der letzten nach dem Tod meiner Mutter. Die fünf Seiten lesen sich, als würde sich ein Insolvenzverwalter über meine letzten zehn Jahre auslassen.

Das mag alles wahr sein, sage ich mir. Aber die Wirklichkeit ist das nicht.

8 / Glückskeks

In diesem Kapitel wird genau hier zum vorletzten Mal von der Depression die Rede sein. Zumindest unter ihrem Klarnamen bekommt sie nur noch einen Kurzauftritt, und der betrifft nicht mich. Es ist April, angeblich der grausamste aller Monate. In meinem Synapsensystem herrscht trotzdem fast Frieden. Höchstens gibt es ab und zu Scharmützel. Nach drei Monaten Übung wirkt mein Mittel gegen die Gedankenkreisläufe, die sogenannten Ruminationen. Ich kann mir selbst eine Musikschleife auflegen, die den ganzen Tag über im Hintergrund läuft und den jederzeit möglichen Hirnspuk überdeckt, ohne die bewusste Kopfarbeit zu stören. Als Dauerwiederholung kreisen kleine Schnipsel aus »Wrapped Around Your Finger« in der Version von Rufus Wainwright, gesungen zum 60. Geburtstag von Sting in New York. Wahrscheinlich mag ich vor allem die mühelose Art, wie sich der Sänger durch den Song atmet. Nach einer Weile höre ich ihn nicht mehr, die Musik verlagert sich vollständig in den Hintergrund wie ein Naturgeräusch, das nicht mehr auffällt und trotzdem alles moduliert, das Radfahren, die Arbeit am Computer, das Einschlafen, den ganzen Tag. Erst ziemlich spät fällt mir auf, dass der Liedtext exakt von meiner Beziehungsgeschichte mit dem Mistwesen handelt.[15]

Entgegen der allgemeinen Annahme zählt gerade das Frühjahr zu den schwer steuerbaren Zeiten für innerlich wacklige Menschen. Mediziner diskutieren noch, ob das an der Hormonumstellung liegt oder an der Paranoia, der Frühling würde nur für die anderen veranstaltet. Aber bei mir laufen zwei Monate nach der Klinik zum Glück alle Linien unauffällig, dank der Tricks, der Tabletten, der Möglichkeit, jederzeit wieder in die Psychiatrie einzuchecken. Ich beherrsche nicht nur den inneren Musikloop, sondern auch andere Kunststücke. Ein Trick besteht darin, mir das Wort *Unbeliebtschmerz* vorzusagen, das aus der computergenerierten Übersetzung einer japanischen Fantasy-Serie ins Deutsche stammt. Den Fund verdanke ich der Sprachexotikasammlung von Clemens Setz. In der vollständige Formulierung lautet das Mantra in meinem Fall: Mein Unbeliebtschmerz ist klein und schwach. Im Mai wird er sterben.

Am U-Bahnhof Prinzregentenplatz schon den dritten Morgen eine Frau gesehen, die mit dem Gesicht zu einer Laterne steht und sich ab und zu mit ihrer Stirn gegen das Metall lehnt. Seit es mir bessergeht, bröckelt meine Solidarität mit den Irren jeden Tag ein bisschen mehr.

Angesichts dieser guten Lage vereinbare ich den OP-Termin zur Entfernung der sogenannten Raumforderung hinten in der Nasenhöhle ohne vorauseilende Angst.

Von Hieronymus Bosch gibt es ein schönes Bild mit dem Titel »Das Steinschneiden«, entstanden um 1480. Es zeigt einen Quacksalber mit spitzem Blechhut, der seinem Patient die Kopfhaut mit einem Skalpell einritzt. Unter dem mutmaßlichen Einfluss von Atropin und/ oder Mutterkorn schuf Bosch meist Gemälde, auf denen

Körper noch ganz anders behandelt werden. Um sich in diese Darstellungen hineinzuversetzen, rät der Kunst- und Drogenfachmann Walter Moers, sollte man sich am besten einen guten Stechapfeltee brauen. Boschs »Steinschneiden« bildet dagegen nur eine Alltagsszene seiner Zeit nahezu realistisch ab. Vor allem in den Niederlanden und Flandern zogen damals Scharlatane über die Marktplätze, die Seelenkranken unter großem Brimborium in die Kopfschwarte schnitten, vielleicht noch ein bisschen darunter herumschabten und dann ein in ihrer Hand verstecktes Steinchen präsentierten, die Ursache der Verrücktheit. Vermutlich besaß diese Operation damals einen umwerfenden Placeboeffekt.

Mir kommt heute die Aufklärung dazwischen. Trotzdem versuche ich mir dieses kleine Gebilde unterhalb meiner Augenhöhle als Störsender vorzustellen, der zwar gerade nicht funkt, seinen Betrieb aber demnächst wieder aufnehmen könnte, was Doktor B. aber durch einen endoskopischen Schnitt verhindern wird. Auf dem MRT-Bild fällt die Raumforderung durch ihre perfekte Kugelform auf. Bei Bosch entspringt dem Schädel des Patienten übrigens kein Stein, sondern eine kleine weiße Blüte.

Der leicht irre Gedanke gefällt mir, ein Kopfproblem ließe sich gegen jede Wahrscheinlichkeit ebenso schnell wie komplett entfernen, von mir aus auch pharmakologisch. Welches Glücksniveau dürfte ich dann erwarten? Die Frage ist nicht trivial. In seinem Buch »Schmerz. Eine Befreiungsgeschichte« zitiert der Mediziner Harro Albrecht seinen Mailwechsel mit dem jungen Inder Raj, der durch eine genetische Anomalie keinen Schmerz fühlen konnte. »Mein Leben lang bin ich durch meine Unfähigkeit, Schmerz zu empfinden, diskriminiert und abgelehnt worden. Zum ersten Mal ist mir diese Besonderheit aufgefallen, als ich mir als Zweijähriger immer auf die Zunge gebissen habe (...) Unglücklicherweise habe ich nie verstanden, was Schmerzen für andere Menschen bedeuten. Deshalb habe ich auch keine Freunde.«

Auf der anderen Seite der Skala leiden manche an einem extrem gesteigerten Schmerzempfinden, beispielsweise Fibromyalgiekranke. Angenommen, die Fähigkeit zum Glücksempfinden schwankt auf ähnliche Weise zwischen null und eins. Dann bräuchten manche einfach eine höhere Dosis als andere, um sich akzeptabel zu fühlen. Möglicherweise gehöre ich zu dieser Gruppe.

Im Sinne des rechtzeitigen Davonkommens hatte ich immer Glück gehabt, kein unverschämtes, sondern eher ein schamhaftes Glück, das seine Arbeit erledigte und sich ansonsten in der Kulisse aufhielt. Mit zwölf Jahren watete ich an dem Ufer eines gefluteten Tagebaus aus den vierziger Jahren, in dessen flachem Wasser Munition lag. Schilder warnten davor, ich wusste also, an welcher Stelle ich nach Kriegsüberresten zu suchen hatte. Am liebsten hätte ich einen Stahlhelm oder ein Koppelschloss aus dem Schlamm gezogen, ich tastete vorsichtig mit meinen Füßen und Händen, warf ein paar nutzlose Kartuschen beiseite und bekam tatsächlich etwas Schweres in die Hand, eine verkrustete, aber noch intakte 88-Millimeter-Granate. Mit einer Ruhe, die mir bis heute Hoffnung für möglicherweise noch kommende ernsthaft kitzlige Lagen macht, legte ich sie wieder auf den Grund und watete zurück.

In nicht gefluteten Tagebauen ging ich gern spazieren, weil mir ihre Halbwüstenlandschaft gefiel; ich wusste, dass Grubenränder manchmal ins Rutschen kommen, und sah, wie die nicht abgebaggerten Kohlereste sich im Sommer selbst entzündeten, hielt aber das Risiko für abstrakt, verschüttet zu werden oder mit dem Fuß in ein Glutbett zu geraten, jedenfalls bezog ich die Gefahr nie auf mich.

Während der späten Achtziger und frühen Neunziger wich ich Skinheads unter ziemlich ähnlichen Voraussetzungen aus. Eine spezielle Taktik dafür legte ich mir nicht zurecht. Wahrscheinlich war es zu einem Teil Instinkt, zu einem größeren Teil Zufall, wie alles andere auch. In einer Abruchhaus-WG im Leipziger Südwesten, Straße des Komsomol, nahm ich wie die anderen Bewohner wahr, dass ein Punk aus unserer Bekanntschaft seinen Irokesenkamm um die Jahreswende 1989/90 kurz schnitt und sich später den Kopf komplett rasierte. Statt Lederjacke trug er Bomberjacke. Wir diskutierten, wann er mit seinen neuen Freunden zu Besuch kommen würde. Wir erörterten die Möglichkeit, die Bruchbude dann über den Balkon und am Fallrohr entlang oder über das Dach zu verlassen. In der Küche lehnte ein Baseballschläger an der Wand. Aber es passierte nichts, der frisch gestanzte Skin kam weiter ohne Anhang vorbei, sagte *Hi*, schnorrte Zigaretten und ließ uns ansonsten in Ruhe.

Als 1991 in Dresden ein stadtbekannter Neonazi von Kleinkriminellen erschossen wurde, fuhr ich hin, um für eine Zeitung über die Kundgebung seiner Kameraden zu schreiben. Ich sah mir den Aufmarsch Tausender bestiefelter junger Männer an, und erst auf dem Hauptbahnhof, wo alles auf die Heimreise wartete und ich mich ohne mein Zutun zwischen den Trauergästen wiederfand, in einer Art sehr später Riefenstahl-Inszenierung, erst da fiel mir auf, wie viele von ihnen eine komplette braune Uniform trugen. Die SA-Ausstattung der Urgroßväter konnte es unmöglich sein, dafür sah der Stoff zu neu aus, geradezu ladenfrisch verglichen mit dem abgeschabten Förstergrün der Polizisten, die stumpf vor sich hin starrten. Eine herausragend blödsinnige Idee von mir hatte darin bestanden, neben Stift und Notizbuch auch noch meine Gaspistole einzustecken, das typische Accessoire der damaligen Zeit, ein solider Nachbau der Polizeistandardwaffe von Heckler & Koch, aber was hätte ich im Notfall damit machen sollen? Mich erschießen? Das gute Stück dem Standartenführer mit dem schärfsten Scheitel schenken? Es passierte aber nichts, so, wie mir auch vorher nichts passiert war. Als der Zug mit mir aus der Bahnhofshalle rollte, schwappte das Gefühl, fünfundzwanzig und unantastbar zu sein, als warme Welle durch meinen Kopf.

Viele Forschungsergebnisse deuten darauf hin, dass Glücks- wie Unglücksgefühle mit der Fähigkeit zusammenhängen, sich zu erinnern, außerdem mit der Prägetiefe, die bessere oder schlechtere Ereignisse im Gedächtnis hinterlassen. Eine perfekte Erinnerung gilt eher als problematisch. Jill Price jedenfalls, eine Kalifornierin, die jeden Tag ihres Lebens seit 1980 in allen Einzelheiten reproduzieren kann, leidet nach ihren eigenen Angaben darunter, erstens, weil es die glücklichen Ereignisse entwertet, wenn sie mit der gleichen Präzision erscheinen wie der Weg zur Arbeit an einem 25. April vor fünfzehn Jahren. Und zweitens, weil das fotografische Bild eines Augenblicks unentwegt zum Vergleich mit der Gegenwart zwingt, zu der Frage, ob ein bestimmter Sommertag heute besser oder weniger großartig ausfällt als die schönen Tage der letzten Jahrzehnte.

Für das Glücksmanagement scheint das entgegengesetzte Modell deutlich besser zu funktionieren, ein Muster, nach dem beispielsweise Fausto lebt, der kleine braune Mischlingshund einer Bekannten auf Pantelleria. Für Fausto gibt es neben kleineren Vergnügungen eine große Sache, nämlich die, sich den Bauch kraulen zu lassen. Sieht er mich, dann rennt er zu mir und wirft sich auf den Rücken. In seinem Gedächtnis scheint es nur die eine Verankerung zu geben: Mann krault Bauch. Alles andere existiert für ihn in einer Endlosschleife, ungefähr so wie mein Musikloop. Kraulen lassen, einmal um den Tisch rennen, sich wieder hinlegen und kraulen lassen. Ein Kraulen ist so gut wie das andere. Einzelheiten speichert er offenbar nicht. Es gibt für ihn auch kein Zuviel. Für den Mann schon. Denn der muss wieder am Laptop schreiben und braucht dafür beide Hände. Vermutlich besteht Faustos Leben in seinem eigenen Hunderückblick aus einem einzigen Bauchkraulen in leicht verwischter Sonnenlandschaft.

Die Amerikanerin mit der totalen Erinnerung, Jill Price, erlebte nach eigenen Angaben fünf depressive Episoden, sie empfindet es als bedrückend, zwangsweise in einer grotesk aufgeblähten Gegenwart zu existieren. Auf die Frage, ob sie gern auf eine Löschtaste drücken würde, wenn sie könnte, antwortete sie einmal mit Nein. Ihr Gedächtnis sei ihr Leben.

Würde ich mit Faustos Zustand tauschen wollen? Nein, möchte ich auch nicht, obwohl ich nach dem Tausch ja nichts mehr vermissen würde.

Kein Erwachsener kann seine private Glücksempfänglichkeit nach seinen eigenen Wünschen neu programmieren oder abwerfen, ebenso wenig wie die Empfindlichkeit für körperlichen Schmerz. Manchmal führen Ereignisse von außen zu einer dauerhaft größeren Verletzbarkeit, aber nur sehr selten in die entgegengesetzte Richtung. Die Wahrnehmung von seelischem und physischem Schmerz lässt sich mit Medikamenten überdecken, zeitweise sogar unterdrücken. Aber das Grundmuster bleibt fast immer konstant. Darin liegt ein großer Vorteil. Es lässt sich genau deshalb gut erkennen.

An das Glück, bei verschiedenen Gelegenheiten davongekommen zu sein, kann ich mich besser entsinnen als an gleichmäßige Glückszustände. Wahrscheinlich geht das den meisten so. Unabhängig davon fällt es mir wahrscheinlich schwerer als anderen, gute Zustände zu speichern und später noch daran zu glauben. Der Theorie, dass bestimmte Leute sich weniger glücklich fühlen, weil sie mit ihrem Glücksvorrat schlecht wirtschaften, wohnt eine ziemliche Brutalität inne, ähnlich wie der Vermutung, Arme könnten nicht mit Geld umgehen. Trotzdem lohnt es sich, diesen Gedanken zu verfolgen.

Jeder besitzt eine private Glücksskala. Irgendetwas steht immer ganz oben. Es ist wichtig, sich diese Skala ab und zu ins Gedächtnis rufen zu können. Nicht, um ständig den eigenen Zustand zu messen, sondern um sich selbst als glücklichen Menschen zu porträtieren. Das Selbstbildnis im Bestzustand erfüllt seinen Zweck so ähnlich wie ein sehr persönliches Foto in der Brieftasche. Du musst es nicht jeden Tag und noch nicht einmal jeden Monat anschauen, aber es ist gut, wenn du es in Reichweite hast.

Eins dieser Selbstporträts zeigt mich mit vierzehn in dem ehemaligen Tagebau, in dem ich mich, wie schon gesagt, etwas leichtsinnig bewegte. Ich kam allerdings nicht dorthin, um eine Mutprobe zu absolvieren, einmal abgesehen davon, dass ich auch keinerlei Mutprobe darin sah. Ich kam dorthin, um über einen Meeresboden zu spazieren.

In dieser Gegend nordöstlich von der Stadt, in der ich wohnte, klangen Gebiets- und Ortsnamen wie ausgedacht, Goitzsche, Pouch, Roitzschjora, für Fremde praktisch unaussprechbar, und in der Nähe dieser Dörfer befand sich ein sogenanntes Restloch, so ausgedehnt, dass ich an seinem Anfang stehen konnte, während der hintere Grubenrand im ständig aufgewirbelten Staub bestenfalls eine zarte Linie bildete. Vor allem an den heißen Tagen, an denen die Kohlereste schwelten, lag leichter Dunst wie ein Transparentpapier über den ein, zwei Quadratkilometern.

Viele Leute nannten offene Gruben dieser Art unsinnigerweise Mondlandschaft. Der Boden bestand zwar aus gelblicher bis grauer Erde, in die der Regen Canyons gewaschen hatte, aber es flossen auch Bäche, neben den Bächen wuchsen anspruchslose Büsche und krüppelige Bäume. Von mir aus hätte die Vegetation auch wegbleiben können. Vor ungefähr 250 Millionen Jahren existierte an dieser Stelle und überhaupt auf zwei Dritteln des heutigen Deutschland ein flaches Binnenmeer, das allmählich verlandete, es wuchsen Wälder darüber, die absackten, um sich in Braunkohle zu verwandeln. Nach der Entfernung der Kohle hätte auch jeder andere diesen prähistorischen Grund betreten können, aber niemand außer mir schien diese Möglichkeit reizvoll zu finden.

Jedenfalls traf ich bei meinen Ausflügen nie einen Menschen.

Auf der sandigen Erde des stillgelegten Reviers und des noch früher stillgelegten Ozeans lagen flache Stücke aus hartem Ton, die kleine Muscheln, Schnecken und wurmähnliche Wesen entweder als Negativabdruck zeigten oder vollplastisch versteinert enthielten. Diese Tonschicht musste einmal eine durchgehende Platte gebildet haben, eine Art Archiv, das sich selbst mit Informationen füllte. Zwischen den fossilen Stücken lagen Manganknollen im Sand, wie sie auch heute noch auf dem Meeresboden wachsen, die meisten als einzelne Murmeln mit unregelmäßiger Kruste, aber viele auch zu kleinen Nestern zusammengebacken. Sie rochen intensiv nach Schwefel.

Einmal las ich einen großen Bernstein auf.

Am Ende meiner Ausflüge legte ich alle Funde zusammen, suchte die schönsten aus, füllte meine Tasche damit und radelte heim. Es schlich sich so etwas wie ein Überlegenheitsgefühl über die anderen ein, die ringsum in ihren Dörfern hockten, keine Ahnung hatten oder sich von den Totenkopfschildern rings um die Grube abschrecken ließen. Ich konnte wie eine Figur von Jules Verne über Meeresgrund gehen, und zwar nicht halluziniert, nicht poetisiert, nicht in einem exotischen Gebiet, sondern zehn Kilometer von der Straße, in der ich wohnte. Im Tagebau langweilte ich mich keine einzige Minute. Zwei, drei Stunden dort reichten mir, ich wollte meine Besuche auch gar nicht ausdehnen. Es war die beste Zeit überhaupt.

Zu Hause fragte mich keiner, wo ich den Nachmittag verbracht hatte, woher die Fossilien und Mangankugeln kamen. Mein Vater war nicht mehr da. Meine Mutter kümmerte sich nach der Scheidung meiner Eltern nur sehr zurückhaltend um meinen Tagesablauf.

Es gibt noch ein paar andere Bilder, die mich im Bestzustand zeigen. Aber dieses eine mag ich besonders, weil sich selbst heute noch eine Verblüffung bei mir einstellt, erstens darüber, das es möglich war, und zweitens, dass es niemand mitbekam. Meine Wanderungen in der eigentlich verbotenen Zone haben etwas geformt, und diese Form lässt sich auch Jahrzehnte später noch gut abtasten.

Der Umgang mit den eigenen Glücksressourcen gehört zur Autonomie, die allerdings, man ahnt es schon, nicht unendlich weit reicht. Wer sich mit den Ergebnissen der Glücksforschung befasst, der kommt an den Genen nicht vorbei. Bei allen Umfragen zum subjektiven Wohlbefinden in Europa liegen die Dänen seit vielen Jahren vorn. Die Forscher fragen zwar nach Zufriedenheit, um genau zu sein, und die Wortbedeutungen von *satisfied, satisfait, sodisfatto*, dem deutschen *zufrieden* und dem dänischen *tilfreds* weichen untereinander leicht ab. Aber trotz dieser relativierenden Fußnote scheinen die Dänen ein besonders resistentes Selbstbild zu besitzen, das man nicht einfach mit einem sonnigen Gemüt verwechseln sollte. Sie verbrauchen nicht deutlich weniger Psychopharmaka als andere Mittel- und Nordeuropäer, und es lässt sich vieles Erstaunliche in den Bildern von Wilhelm Hammershoi finden, dem einzigen Malergenie des Landes, aber bestimmt keine ausufernde Heiterkeit. Dänen, so scheint es, besitzen einfach mehr Stabilität als andere, jedenfalls im statistischen Mittel.

Wissenschaftler in den USA erfassten vor etlichen Jahren sowohl das subjektive Glücksgefühl von Amerikanern als auch ihre Familiengeschichte. Die Vorfahren derjenigen, die sich selbst am glücklichsten schätzen, stammten in aller Regel aus Ländern, die auch heute noch durch ihren hohen Glücksindex auffallen. In protestantischen Ländern steht der Zufriedenheitspegel etwas höher als in katholischen und orthodoxen, trotz der berüchtigten Glücksscham bei Pietisten. Durchschnittlich am wenigsten glücklich fühlen sich nach allen Untersuchungen die Einwohner exkommunistischer Staaten. (Möglicherweise hängt das allgemeine Glücks- beziehungsweise Zufriedenheitsempfinden gar nicht vom Gesellschaftszustand ab, die Kausalität könnte – meine Vermutung – auch genau anders herum wirken, oder es existiert eine kaum auflösbare Wechselbeziehung. Aber das wäre ein ganz anderes Feld für Untersuchungen.) Den Forschungen an eineiigen Zwillingen zufolge empfinden beide Geschwister ihr Zufriedenheitsgefühl sehr ähnlich, auch wenn sie getrennt und in unterschiedlichen Verhältnissen aufwuchsen. Aus der genetischen Komponente ergibt sich offenbar ein solides Gerüst aus Tatsachen.

Dass viel von der biologischen Matrix abhängt, lässt sich schlecht ignorieren. Trotzdem, mit Mustererkennung, mit kleinen Tricks wie dem Selbstporträt im extraguten Zustand bleibt noch ein Maß an Freiheit, das manche eher unter- als überschätzen.

Ernsthaft schlecht sähe es nur aus, wenn Gene und Umstände es untereinander ausmachen dürften, wie jemand zu leben hat.

Am Krankenhaus Großhadern erstaunt mich erstens, dass ich in diesem Bau mit der Gesamtnutzfläche einer

Kleinstadt nach nur zwei Abirrungen meine Station finde, aber zweitens und noch mehr die gute Vorbereitung. Der Pfleger weiß schon, wer ich bin, weshalb ich komme, wie lange ich etwa bleiben werde. Auch die beiden wichtigen Fragen sind ruck, zuck auf freundlichste Weise geklärt, nämlich nach der Teeküche und dem WLAN-Passwort. Als ich Ende der Achtziger in einer Klinik als Pfleger arbeitete, ging es dort vergleichsweise kasernenmäßig zu, was vor allem an der Laune alleinstehender Schwestern jenseits der vierzig lag, die sich in ihrer Kaffeepause gern über bevorstehende Amputationen unterhielten. Dieser Typus des Patientenhassers scheint völlig verschwunden zu sein. Es gibt also so etwas wie Fortschritt, von Technik und Medizin einmal abgesehen.

Von meinem Zimmer im 7. Stock habe ich einen super Blick auf die anziehende Regenfront. Morgen nimmt sich Doktor B. meiner Raumforderung an.

Überhaupt keine Schmerzen. Nach der OP blutet es minimal nach, es gibt leichte Schwellungen, aber ansonsten ein sehr mildes Gefühl an der Schnittstelle in der Nasenhöhle. Das überflüssige Gewebe, erzählt Professor B., habe er gut erwischt, außerdem noch ein paar kleine Gebilde, die beim MRT nicht aufgefallen waren. Für die nächsten Jahre müsste ich Ruhe haben.

Natürlich hätte ich die laut Bericht kugeligen grünen Geschwülste gern sehen, um Boschs Bild vom Steinschneiden für mich nachzuspielen. Ging nicht, Abfall entsorgt man hier sofort. Dafür kann ich schon ein paar Stunden später auf der sogenannten Patientenstraße im Erdgeschoss flanieren, der 5th Avenue von Großhadern längs durch das Erdgeschoss, an der es Geschäfte gibt,

Cafeterias und, wunderbarerweise, eine Fossiliensammlung in glasverkleideten Schaukästen. Auf dem Rückweg kommen mir zwei Pappnasen mit Grinsemund entgegen, missgestaltet mit kurzen Hosen und Riesenschuhen. Eine Gestalt führt eine Mandoline mit sich. Beide mutmaßlich auf dem Weg in die Coulrophobieabteilung. Als ich einmal länger im Krankenhaus lag, vor etwas mehr als vierzig Jahren, gab es die Institution des Krankenhausclowns noch nicht, wahrscheinlich hasse ich diese Figuren deshalb weniger, als es angemessen wäre. Aber wenn sie auf sensible Patienten treffen, fliegt irgendwann einmal der Auswurf oder ein zweckentfremdetes Skalpell, das habe ich einfach im Gefühl. Im Übrigen rege ich an, Patientenverfügungen zu erweitern. Ich möchte nicht, dass mir irgendwann jemand meine Krebsdiagnose zum Banjo vorträgt: *Sieh es doch mal so: warum nicht du, oh-oh / du bist zwar äußerlich gesund / doch innendrin schon moribund / oh-oh.*

Nein, das will ich nicht.

Am Abend sehe ich mir ein ASMR-Video an. Zum einen freue ich mich natürlich, davongekommen zu sein, so wie bei früheren Gelegenheiten. Es ist schön, davonzukommen. Aber es gibt noch etwas darüber hinaus. Warum soll der Gesamtzustand nicht einfach besser werden als vorher? Warum soll ein Problem nicht ausnahmsweise von sich aus nachgeben? Es geht doch. Natürlich wiederhole ich damit die Illusion des Steinschneidens. Ein glatter Schnitt zeigt an, wie schnell auch ein deutlich größeres und nicht nur körperliches Problem von mir abfallen könnte. Die Ärzte versichern ja reihum, dass sie immer wieder Fälle der Totalbefreiung sehen, in denen ihre Klienten nie wieder in die Psychiatrie müssen, irgendwann ihre Tabletten absetzen und es wieder endgültig auf die andere Seite schaffen.

Erst jetzt fällt mir ein Satz auf, den Esra mir mehr oder weniger zum Abschied in der Klinik gesagt hatte: *Wir werden alle wieder gut.* Ich weiß nicht, wie ich ihn beim ersten Mal fast überhören konnte, aber jetzt scheint er mir das Beste aller möglichen Mantras zu sein.

Wir werden alle wieder gut.

Wir werden alle wieder gut.

Wir werden alle wieder gut.

Wenn es so weit ist, werde ich dieses Glück ohne Scham annehmen.

9 / Saigon

Seit Tagen warte ich darauf, dass die Einladungsmail wieder aus meinem Ordner verschwindet. Beziehungsweise auf eine Mail mit folgender Absage: »Glauben Sie ernsthaft, wir würden Sie echt einladen? Hehehe, mit freundlichen Grüßen.«

Jetzt schicken sie die Flugdaten.

Die vietnamesische Regierung bittet mich, auf einer Veranstaltung über den Erfolg vietnamesischer Einwanderer in Deutschland zu sprechen. Darüber hatte ich vor Jahren tatsächlich einen Text geschrieben, und vor drei Wochen auch zugesagt. Ich sage ja zu fast allem. Natürlich freue ich mich auf Hanoi und Saigon. Ich weiß nur nicht, ob ich den Ansprüchen meiner Gastgeber genüge.

Statt Patienten mit Psychoproblemen zu beschwatzen, ihr inneres Kind herauszulassen, sollten die Therapeuten in Fällen wie meinem lieber einen Blick auf den inneren Menschen werfen. Mein realistischer innerer Mensch, das ist zurzeit ein ängstlicher und leicht wackliger Sechzigjähriger, der sich aufrichtig freut, abends zu Hause seinen Tee zu trinken.

Die Kapsel schließt mich jetzt wieder öfter ein, manchmal einen ganzen Tag lang. Mir fällt die Verwandtschaft zum echten Locked-in-Syndrom auf. Ich registriere alles um mich herum, kann mich aber nur sehr schlecht mit anderen in Verbindung setzen, weil mein Widerwille sich dazwischenwirft, wenn ich mit anderen reden oder telefonieren oder eine Mail beantworten müsste. Mitunter führt das zu grotesken Aufschüben, zu einer bedenklichen Menge unbeantworteter Nachrichten. Mit wechselnden Ausreden versuche ich auch, mich mindestens vor einer Konferenz in der Woche zu drücken. An dieser Stelle muss ich noch einmal festhalten, dass ich auf keinen Fall so sein will. Aber trotz aller Versuche, aus der Kapsel herauszukommen und sogar aus ihrem Inneren ab und zu unter Selbstzwang etwas an andere herauszufunken, trotz meiner Versicherung, eigentlich ein anderer zu sein, sollten meine Einlader wissen, dass sie für Vorträge vor größerem Publikum und kulturellen Austausch kaum einen Schlechteren finden könnten als mich. Also müsste ich eine Absage schreiben. Aber auch das kann ich nicht, siehe oben. Meine Finger wollen einfach nicht zur Tastatur.

Dann liegt das Flugticket in meinem Postfach. Nichts zu machen. Meine Angst zu fliegen und meine Abneigung zu bleiben halten einander die Waage. Jemand, der es gut mit mir meinen würde, müsste jetzt sagen, das ist doch kein Zustand.

Leider eben doch.

In der U 4 befällt mich der Anblick einer verrückten Frau wie ein Virus. Sie trägt eine schmutzige Kopfbinde, von der ich nur ein paar Quadratzentimeter sehe, denn über ihren Kopf und vor ihr Gesicht hält sie sich je eine Pizzakartonpappe. Ein tief ausgerissener Ärmel baumelt nur noch an ihrer dreckigen Jacke. Sollte ich in ihren Zustand wechseln (das ist gerade meine fixe Idee, durch Berührung), dann wüsste ich gern, ob ich noch so viel

Energie hätte, mir Augenlöcher in den Pizzakarton zu schneiden. Ihr Anblick zieht jedenfalls meinem halbwegs annehmbaren Zustand für ein paar Stunden den Stecker.

Trotzdem geht es mir ganz pauschal und insgesamt um ein, zwei Grade besser. Mein Zustand ähnelt nur zeitweise dem in der Vorpsychiatriezeit. Immerhin bewege ich mich nicht dauerhaft unter der Nulllinie, sondern zittere ständig nach oben und unten, meist mehrmals am Tag und immer mit kurzer Vorwarnzeit. Auch ohne erkennbares Muster, obwohl ich immer die gleichen Tabletten nehme. Ich kann tagsüber wieder in meiner Kapsel mit Sehschlitz stecken, die solide hält wie eine Eiserne Jungfrau und weder auf panische Tritte noch auf feinmotorisches Tasten nach dem Schließmechanismus reagiert. Dann passiert es mitunter, dass ich mich abends leicht gegen das Kapselinnere lehne, und sie öffnet sich ohne Widerstand.

War doch immer offen, sagt das Krokodil mit falscher Therapeutenstimme.

Dem *Klack* dieser Entriegelung gehen jeweils ganz unterschiedliche Dinge voraus. Um hinter das Muster zu kommen, trage ich sie in eine Liste ein:

Einen komischen Text gelesen (wie Voltaire die staatliche Lotterie Frankreichs betrügt).

Ein Anruf von A.

Meine Kollegin zeigt mir, wo ihr zerrupfter Straßenhund operiert wurde und wie sein Fell dort langsam nachwächst.

Auf der Prinzregentenstraße riecht es nach feuchtwarmem Lindenblütenmatsch.

Die ISS von der Terrasse aus gesehen. Gewinkt.

In vielen Fällen passiert aber gar nicht Besonderes. Wahrscheinlich geht die Kapsel einfach nur in einem zufallsgesteuerten Prozess auf und zu.

In den ruhigeren Momenten verstehe ich nicht, wie ich eben noch drinnensitzen konnte. Sitze ich drinnen, dann halte ich die Kapsel wiederum für den Normalzustand und Gerüchte über ein Draußen für reinen Eskapismus. Ganz kurz denke ich darüber nach, mich wieder um ein Bett in der Nußbaumstraße zu bemühen. Was hält mich eigentlich davon ab? Ach ja, Asien. Die Zusage. Ein schon gebuchtes Ticket und meine allzeit zuverlässige Angst, Leute zu enttäuschen und Flüche auf mich zu ziehen. Außerdem muss es doch eine Dramaturgie geben, einen Vektorpfeil, der für mich nach vorn zeigt. Depression, Klapse, Therapie, Verbesserung, Wiedergutwerdung. So muss es doch regulär laufen. Ich möchte nicht schon nach vierzehn Monaten wieder zurück auf Feld zwei oder Feld eins.

Allerdings, in München Schlüssel und Hörgerät fast zu versieben erträgt sich leichter, als in Saigon möglicherweise ohne Brieftasche, Keycard und Erinnerung auf der Straße zu stehen.

Außerdem zieht mich schon jetzt eine umfassende, tiefe Müdigkeit nach unten.

Außerdem gibt es eine nicht unerhebliche Angst.

Zwei Tage vor dem Abflug schlafe ich abends auf dem Sofa ein. Im Traum gerate ich in die Zentrale eines Geheimdienstes. Führungskräfte hantieren dort mit Papieren und besprechen Dinge. Mich beachtet keiner. Später schlüpfe ich aus dem Gebäude, aber *der Macht* entgeht definitionsgemäß nichts. Sie wartet ruhig ab, bis ich in einem neuen Versteck sitze. Dann kommt der Knochenbrecher, ein Profi seiner Branche. Mit ihm gibt es nichts zu verhandeln. Er wird mich aus sachlichen Erwägungen heraus umbringen, Punkt.

Wenigstens, sage ich mir, brauche ich etwas gegen Albträume und Panik, damit ich fliegen kann. Außerdem einen Vorrat meiner Normalmedikation, da der alte nicht mehr weit reicht. Also wieder in die Nußbaumstraße, Privatambulanz im dritten Stock. Ich grüße den bronzenen Emil Kraepelin. Erst jetzt, bei meinem soundsovielten Besuch, fällt mir auf, dass neben der Tür ein Bild von Ludwig II. hängt, ein Porträt seines Arztes Bernhard von Gudden und zwischen ihnen eine Tatortzeichnung vom Ufer des Starnberger Sees bei Berg mit einem Kreuzchen an der Stelle, wo beide fünf Faden tief im flachen Wasser lagen.

Man merkt, hier oben herrscht Kultur.

Doktor C., eine Urlaubsvertretung, schimpft mich mit hartem spanischen Akzent aus. Sie müsse erst Blutwerte von mir haben. Ohne Werte keine neuen Pillen. Und warum ich das Lithium abgesetzt hätte? Nie nie nie dürfe man so etwas selbst tun, nur nach Rücksprache mit dem Arzt.

Die Ärztin wiegt schätzungsweise fünfundvierzig Kilo bei den Körpermaßen einer Dreizehnjährigen, trotzdem schrumpfe ich bei solchen Verhören auf Achtklässlerformat, also auch jetzt, das heißt, ich rede mich besonders manipulativ heraus. Ich erzähle, wie ich befürchtet hatte und noch immer befürchte, durch Lithium auf Dauer in den Zustand einer niedergradigen Zufriedenheit zu geraten. Dann könne ich nicht mehr schreiben. Ein Psychiater aus einer vorangegangenen Therapie hatte mich genau davor gewarnt, ich führe also eine Autorität ins Feld.

Außerdem verursacht Lithium bei mir Gewichtszunahme durch Wassereinlagerung.

Doktor C. schaut mich an. Ich überlege, ob ich ihr meinen Zeigefinger hinhalten sollte, damit sie ihn betasten kann, lasse es aber bleiben. Möglicherweise kennt sie Grimms Märchen nicht. Am Ende gelte ich noch als problematisch oder irre.

Mir fällt es nicht schwer, auf dem Sünderstühlchen zu hocken und eine Rede zu halten, durchaus ergreifend und aufrichtig. Nach einer Viertelstunde höre ich mit schwerer Mundtrockenheit auf. Doktor C. stellt mir ein Rezept über Citalopram aus, zusätzlich bekomme ich auf meinen Wunsch zwei Tavor gegen mögliche Angstzustände. Tavor nie mit Alkohol, sagt sie. Das weiß ich schon. Ich stecke die beiden eingeschweißten Tabletten in die kleine Innentasche meiner Jacke und schließe die Tasche so sorgfältig, als hätte ich es mit meinem Chininvorrat für eine Flussfahrt auf dem Kongo zu tun, den ich um den Preis meines Lebens nicht verlieren dürfte. Als Nächstes hole ich mir eine Million Dong. Dazu noch C-Pillen aus der Apotheke, damit verfüge ich über alle Mittel, um mich selbst zum Flughafen zu locken. Mit dem Pharmaziesäckchen fühle ich mich mehr oder weniger sicher.

Sollten mir beispielsweise beim Umsteigen in Bangkok Drogen ins Gepäck geschoben werden und ich in einem Knast mit tätowierten Boxern landen, dann wäre ein Vorrat an Antidepressiva nicht das Schlechteste. Oder ich verliebe mich, steige vorübergehend aus allem aus und lebe am Südchinesischen Meer ein glückliches Jahr lang vom Verlagsvorschuss. Ich schreibe, handle hauptberuflich mit Tee, wir bewohnen ein kleines Apartment ohne Namensschild. Anfangs schwitze ich sehr, später kaum noch. Jeder erfüllt die Wünsche des anderen, wobei nur ich weiß, in welcher privaten Teedose meine Medizin für alle Fälle liegt.

Ein ungefähr vierjähriger Junge im sonnengelben T-Shirt hüpft durch die Transitzone des Flughafens Bangkok, während er abwechselnd die linke und die rechte Hand wie zum High five hochklappt. Meiner Meinung nach zitiert er eine Salsafigur des weltbesten Kindertanzstars Kevin Tellez und grient dermaßen, dass es aussieht, als würde er seine Augen zukneifen. Seine grundlose Fröhlichkeit will unbedingt nach draußen.

Dort, wo ich auf den Anschlussflug nach Hanoi warten muss, läuft eine TV-Serie auf einem Riesenbildschirm, in der es um das Leben eines jungen Transvestiten geht. Der Transvestit im bonbonfarbigen Businesskostüm hält absolut identisch aussehenden Anzugträgern im Tagungsraum eines Konzerns einen Vortrag, wobei hinter ihm Aufnahmen schön ausgeleuchteter Sandstrände laufen. Danach schwatzt er mit einem jungen Mann, dem ein schnürsenkelartiger Wurm aus einem Nasenloch hängt. In der nächsten Szene trifft sich das gesamte bisher gezeigte Personal in einem Nachtklub wieder, wo Animiermädchen in Schülerinnenuniformen zu fünft den Jungen im Kostüm streicheln, sehr zum Verdruss der Anzugträger aus dem Management.

Phantastisch, es gibt hier keine Narration. Jedenfalls keine für mich.

Im Prinzip unterscheidet sich das, woran ich hier mitwirke, nicht wesentlich von der Erzählstruktur der thailändischen Telenova. Vietnams größter Kaffeebaron sorgt sich nach seinem überstandenen Herzinfarkt um sein Erbe und möchte nicht nur als einer der ersten Multimillionäre des Landes in die Geschichte eingehen. Also lässt er an den Universitäten des Landes westliche Erfolgsratgeber verschenken, unter anderem Dale Carnegies »Wie man Freunde gewinnt« und Dan Senors und Saul Singers »Start Up-Nation Israel« über den Erfolg Israels, alles in Vietnamesisch, mit einem jeweils identischen Werbebild des Kaffeeimperiums vorn auf dem Umschlag. Der kommunistische Jugendverband übt so etwas wie eine Schirmherrschaft über die Verteilaktion aus, jedenfalls entnehme ich das dem Programm und den paar einführenden Worten des Organisators im Hotel. Den gesamten Tag über treten in der Universitätsfesthalle Studententeams in weißen T-Shirts gegeneinander an, um jeweils über eine Grundidee aus einem der verschenkten Bücher zu referieren und unter Einsatz von Stimme und Körpersprache eine Magnumdosis frischgewaschenen Unternehmergeist in den Saal zu schleudern. Das beste Team gewinnt eine Reise nach Israel.

Für den späteren Abend steht vietnamesische Populärmusik auf dem Programm. Im Finale soll der Geist von Ayn Rand auftreten.

Als wir in die Universität kommen, läuft der Studentenwettbewerb schon eine Weile. Auf der Bühne spielt sich eine Mischung aus Supertalent, evangelikalem Kongress und Nummernrevue ab, unter Moderation eines dezent geschminkten Jungen, der eine Art blaue Marinekadettenuniform mit doppelreihiger Jacke, ein weißes Hemd und eine schmale Krawatte à la Lagerfeld trägt.

Die Raumtemperatur liegt bei schätzungsweise dreißig Grad.

Aus Solidarität mit dem kleinen Seefahrer trage ich ebenfalls Anzug und Krawatte.

Gegen Abend treten wir Speaker auf die Bühne, ein deutscher Exminister, ein vietnamesischstämmiger Mathematiker, ein Manager aus Singapur und ich. Mein Siebenminutenvortrag auf Englisch soll den Erfolg vietnamesischer Einwanderer in Deutschland erklären. Das ist meine Mission. Wenn ich mehrere Dinge gleichzeitig und vor allem in einer bestimmten Zeit erledigen muss, funktioniere ich seit jeher am besten. Also gelingt es mir mit der gefühlten Leichtigkeit des tanzenden Jungen auf dem Flughafen, mich auf meinen Text zu konzentrieren, das Mikrophon zu handhaben, auf das Publikum im Saal zu achten und meine Atmung beim Sprechen zu dosieren, um nicht zu viel von dem Mundgeruch des Mathematikers neben mir einzuatmen. Der Mann trägt ein millimeterjustiertes Menjoubärtchen, zwei bis drei Backenzähne faulen ihm gerade weg. Er lächelt mit offenem Mund. Ich leide weder an Höhenangst noch an Jetlag, aber unter Geruchsphobie. Freilich, der brandige Dunst von nebenan liegt nur im Mittelfeld dessen, was ich schon erlebt habe, also weit unter den Ausdünstungen eines britischen Dichters, Übersetzers, Literaturzirkelbegründers, Kurators und lexikonbedeutenden Mannes, mit dem ich einmal durch Berlin fahren musste. Er roch wie ein toter Nutria im Hochsommer und erzählte mir auf der Fahrt in einem BMW Unverständliches über seine Berliner Jugend, während ich meinen Kopf so vollständig wie möglich aus dem Fenster hängte. Beim Einsteigen hatte ich ihn noch für einen Hörgeräteträger gehalten, woraus ich ein unverfängliches Konversationsthema entwickeln wollte. Aus grausamer Rücksitznähe stellte sich der Klumpen in seiner Ohrmuschel allerdings als rein organisches Material heraus. Damals erheiterte es mich, dass ausgerechnet diese verlotterte Majestät mit ihrem Schulterüberwurf aus Schuppen und grauen Haaren Bruce Chatwin vor Jahrzehnten davon überzeugt hatte, seine Debüterzählung »Verfaulendes Obst« zu veröffentlichen, und es erheitert mich auch jetzt wieder, denn nur um mir zu demonstrieren, dass mein Gehirn noch für eine zusätzliche Spur Platz hat, zieht es jetzt die präzise Erinnerung nach oben, während ich atme und spreche oder vielmehr, während es ohne Stolpern und Ähs aus mir spricht.

Minute sieben, Applaus und Schluss. Wir bekommen Blumensträuße, hinter denen wir uns verstecken könnten.

Beim anschließenden Abendessen stellt sich mein kleiner Seekadett als MBA-Professor vor, mit einem Englisch so poliert wie seine Goldknöpfe.

Zu unserem Hotel am West Lake gehört eine Betonplattform, von der aus Geschäftsleute abends Golfbälle ins Wasser schlagen. Ihnen geht es darum, aufgespannte Netze in Ufernähe zu treffen. Oder die Fledermäuse, sage ich zu E., einer Filmproduzentin und Expolitikerin aus Singapur, die zu unserer Gruppe gestoßen ist.

»Die Fledermäuse apportieren doch die Bälle«, schlägt E. vor. Wir führen eine kleine improvisierte Dialogszene auf, irgendwo zwischen Curt Goetz und Noel Coward. Ein paar Scherze auf Kosten anderer gibt es auch. Dabei lachen wir sehr erwachsen. E.s Coolness werde ich leider schon aus biographischen Gründen nie erreichen. In ihrer Karriere ging sie aus dem Schönheitswettbewerb ihres Landes als Miss Singapur hervor, spielte als Konzertpianistin in internationalen Häusern und zog als jüngste Abgeordnete in das nationale Parlament ein. Ihren ersten Vereidigungstermin ließ sie damals platzen, weil sie am gleichen Tag ein Konzert in Seoul gab. Das Magazin Esquire wählte sie vor ein paar Jahren zur *sexiest woman alive* in Singapur. Neben ihrer Arbeit als Model und Schauspielerin – die gehörten früher auch noch zu ihrem Programm – setzte sie sich auch für Paralympics-Sportler ein und kämpft mit ihren Dokumentarfilmen gegen die Versklavung und sexuelle Ausbeutung von Kindern. E. ist elf Jahre jünger als ich, entspricht aber in allem perfekt der beiläufigen und heute schon antiken Eleganz von Sechziger-Jahre-Frauen wie Jackie Kennedy oder Audrey Hepburn. Während wir reden, verfluche ich mich dafür, Socken zu tragen, außerdem nicht ganz passende Schuhe, davon einer mit abgerissenem Schnürsenkel.

Ganz kurz überlege ich, wie es wäre, mit ihr für eine halbe Stunde die Identität zu tauschen, nur so lange, wie sie braucht, um mit ihrer hochkompetenten Energie den Mechanismus meiner Kapsel zu deaktivieren, während ich endlich erfahre, wie sich eine dermaßen saphirharte Sicherheit von innen anfühlt. Aber selbst als Modell funktioniert das Persönlichkeitsbeamen nie und nimmer. Angenommen, wir könnten wirklich tauschen, gäbe es dann entweder immer noch E. und mich, nur auf jeweils anderen Stühlen, oder bei einer unsachgemäßen Ausführung eine chaotische Mischung aus uns beiden. Aus dem gleichen Grund geht auch eine Frage ins Leere wie: Würdest du zehn Lebensjahre opfern, wenn du dafür deine Depression loswerden könntest? Seiner individuellen Matrix entkommt keiner, auch deshalb, weil gar keine rote Linie zwischen der Depression und dem Rest existiert. Eine ursprüngliche klar umrissene Persönlichkeit, an die sich Probleme wie Parasiten festsaugen könnten, existiert nicht einmal in der Theorie. Dazu kommt, ich weiß natürlich nicht das Geringste über E.s Leben, von ihrer Biographie abgesehen, ich weiß also nicht, ob sie sich selbst annähernd so strahlend wahrnimmt wie die Leute in ihrer Umgebung. Aber wenn, dann würde ich trotzdem gern wissen, und zwar gegen jede theoretische und praktische Unmöglichkeit und von mir aus auch nur für zehn Minuten, wie sich dieser Zustand anfühlt.

Ich glaube auch ziemlich genau E.s Frage zu kennen, wenn ich ihr diesen Punkt erklären würde: »Welcher Zustand?«

Da es für eineinhalb Stunden keinen offiziellen Programmpunkt gibt, springe ich in ein Taxi, um Tee einzukaufen. Am Morgen liegen die Temperaturen noch unter dreißig Grad. Ältere Leute nehmen am Ufer des West Lake Tai-Chi-Haltungen ein. So schnell, wie das Taxi vorbeifährt, lassen sich gar keine Bewegungen ausmachen. Nur ausgestreckte oder angewinkelte Arme, eine eingedrehte Hüfte, ein Ausfallschritt. Sieht so aus, als wäre es das Nordic Walking Asiens, kein Zwanzig- oder Dreißigjähriger macht mit. Die Zwanzigjährigen rollen auf ihren Mopeds neben uns her und halten es für sehr uncool, die Riemen ihrer Helme unter dem Kinn festzuschnallen.

Ganz unabhängig vom Alter beherrschen offenbar alle die phantastische Technik des Ausweichens auf der Straße, aber erst recht in der Konversation, beispielsweise, wenn es sich um die zudringliche Fragen eines Taxigastes handelt, ob sich in dieser Straße denn wirklich Teeläden befinden. Der Fahrer hört zu und macht geschäftige Gesten. Anders als in arabischen Ländern gibt es hier so etwas wie ein teilnehmendes und hochgradig aufmerksames Nichtverstehen. Ich kapiere erst spät, dass er kaum Englisch kann. Also raus aus dem Auto, um in einem Hotel zu fragen, dann geht es weiter, schließlich tauchen Teeläden in einer anderen, von dem Concierge beschriebenen Gasse auf. In Vietnam schweißt man losen Tee vakuumverpackt in Goldfolie ein, jede Portion bildet also einen leicht geriffelten und von einer Folienlasche gekrönten Quader, der wie eine kubistische Ananas aussieht. In dem Laden gibt es keine Kunden, aber zwei Verkäufer und zwei hübsche Hunde, die an mir hochspringen. Einen großen und einen mittleren Ananaskubus greife ich mir praktisch ansatzlos. Außerdem zwei Plastikbeutel mit einfachem Tee, die mir die Händler zeigen, ein junger Mann und eine alte Frau. Vermutlich fragen sie sich, warum eine Langnase Besitz von ihrer Ware nimmt, als wäre es Manna in Tüten. Ist es auch. Von grünem Tee hängt meine Basiszufriedenheit in guten und schlechten Zeiten stärker ab als von dem Rest an Tabletten und Drumherum. Niemand versteht Rudyard Kipling besser als ich, der auf einer seiner Reisen keinen Stoff mehr auftreiben konnte. »Wir haben für eine Woche keinen Tee gehabt. Das schlägt dem Universum den Boden aus.«

Die beiden lieben Hunde eskortieren mich nach draußen.

Und das alles für einen kleinen Dong-Schein.

Vielleicht sollte ich die Idee tatsächlich vertiefen, mich als Teehändler wie eine Figur von Joseph Conrad irgendwo in Asien niederzulassen. Am Nachmittag fahren wir noch einmal in einen sehr heißen Universitätshörsaal, in dem ich nicht sprechen muss, sondern nur ein paar der anderen aus der Gruppe. Nach Feierabend gehen wir in die Stadt, die vier vom Kamerateam, die während der gesamten Tour filmen, der deutsche Exminister, die strahlende E. und ich, alle ohne besonderen Grund hochgestimmt, trinken ein paar Bier und schwimmen zwischen zwei und drei Uhr morgens zusammen im Pool unseres Hotels. Kein gemeinsames Besäufnis und kein Rauchen und Schnupfen reicht an dieses leicht hysterische illegale Bahnenziehen heran, das weiß ich noch aus den wenigen nächtlichen Einbrüchen in Freibäder vor dreißig Jahren. Mir kommt es so vor, als würde ich meine Umgebung genau jetzt doch noch durch E.s Augen sehen. In der äußeren Dimension dauert der Moment dreißig Minuten und spielt sich in einem zehn mal fünfundzwanzig Meter großen Becken ab. Von innen wirkt er wie eine Nacht im Spiegelsaal von Versailles. So wie nach meinem ersten Citalopram, nur dass ich mir jetzt wirklich wieder ohne alle Hilfsmittel heil vorkomme.

»Sieht so aus, als würde keiner als Erster rauswollen«, sagt E., die sich in Rückenlage treiben lässt.

In Saigon stößt noch ein Exmanager von L'Oréal zu unserer Expertengruppe. Wir ziehen in ein weißes Hotel aus der französischen Zeit. Gleich gegenüber liegt die Oper, ein pseudobarockes Baisertörtchen, in dem wie befürchtet Vivaldis Vier Jahreszeiten gegeigt werden.

Auf dem Hotelbalkon mit seinem gusseisernen Gitter sollte ich eigentlich einen zur Oper passenden Anzug tragen und eine Zigarette halten, um mir die Glaubwürdigkeit eines Kolportageroman-Agenten zu verschaffen, der ich in meiner eigenen Vorstellung auch bin, denn meine Vorträge und weitere Universitätstermine (in wessen Auftrag eigentlich – Staat, Kaffeebaron, Jugendverband – bleibt unklar, folglich nenne ich meinen Gastgeber wie ein ordentlicher Paranoiker *sie*), meine Arbeit jedenfalls dient mir nur als Legende für etwas elementar Wichtiges. Chan, der Berater aus Singapur in unserer Gruppe, scheint mir für meine Operation am besten geeignet. Auf der Fahrt zur nächsten Veranstaltung landen wir zusammen in einem Auto. Chan fragt mich nach ein paar persönlichen Dingen, ich frage ihn nach seinem früheren Arbeitgeber, weil ich gehört hatte, dass er nicht immer selbständig war. Er nennt eine sehr große Investmentbank.

»Wen berätst du jetzt?«

»Firmen, die sich zusammenschließen. Ich bin dann der Hausmechaniker.«

Um Chans linkes Handgelenk baumelt ein locker gebundener roter Faden, am Finger trägt er einen Ring mit einem roten Stein. Ansonsten kleidet er sich unauffällig, weite Hose, weites Hemd, beides in der Farbe von unbehandelter Baumwolle. Seit ich Chan kenne, also seit zwei Tagen, zeigt er nur zwei Gesichtsausdrücke, eine dezente Fröhlichkeit, die sich gelegentlich zu einem Buddhagelächter steigert (leicht gehobene Mundwinkel beziehungsweise weit offener Mund), oder dezenter Spott (eine Art umgekehrtes Lächeln mit herabgezogenen Mundwinkeln).

Ich erzähle ihm, dass ich mich neben meiner Vortragstätigkeit auch noch auf einer Forschungsreise zu Depressionsfragen befinde.

»Wirtschaftliche Depression oder die Krankheit?«

»Die Krankheit.«

»Ah.«

Meine Fragen lege ich sehr breit und so naiv wie möglich an, es bleibt mir auch nichts anderes übrig, da ich absolut nichts über Depression in Asien weiß. Welchem Depressionsbegriff folgt man hier? Versteht man sie als Krankheit, die bekämpft werden muss (und nicht einfach als unausweichlichen Zustand, der kommt und geht)? Nimmt man hier ähnliche Medikamente wie im Westen? In ähnlichen Mengen?

Draußen beginnt ein Sturzregen, ein paar hundert Mopedfahrer auf der dreispurigen Straße stoppen, halten, nehmen jeweils ihre Regenpelerine aus dem Transportfach hinter dem Sitz, werfen sie über und fahren simultan wieder an.

In China, sagt Chan, würde sich ungefähr ein Drittel der Menschen dem Buddhismus verbunden fühlen, ein weiteres Drittel buddhismusähnlichen Denksystemen. Unter den restlichen seien etliche Muslime. Ungefähr diese Aufteilung gäbe es auch bei ihm in Singapur. In Malaysia und Indonesien herrsche natürlich der Islam. Aber grundsätzlich laufe es in Südostasien auf diese Dreiteilung hinaus.

Buddhisten nähmen Depression als Leiden wahr wie jeder andere auch, andererseits eben als ein Leiden unter vielen. Weil es ihr Weg sei, Leiden durch Meditation zu überwinden, würden sie Depression auch auf diese Weise behandeln. Die Ursache von Leid sei die Anhaftung an die Welt. So jedenfalls lehre es Buddha. Genau genommen handle es sich nicht um Glauben, schließlich gäbe es in diesem System weder Gott noch Zwang und auch keinen Tausch von Gehorsam gegen ewiges Leben.

»Und so weiter«, sagt Chan. Er macht dabei eine unbestimmte Geste mit seiner beringten Hand.

»Ich glaube nicht, dass ich mich von Anhaftungen befreien kann«, sage ich. »Mich macht es schon verrückt, wenn ich die Sonnenbrille verliere.«

»Mmmh.«

»Vermutlich ist das Teil meines Problems.«

»Mhmm mhmm.«

»Und die Muslime?«

»Nun«, sagt er, »ein Muslim wird Depression wahrscheinlich als Problem seiner Lebensführung sehen.«

»Was heißt das für ihn?«

»Er wird Allah auch in dieser Frage um Leitung bitten.«

»Was kann Allah am gestörten Serotoninstoffwechsel ändern? Interessant wäre es doch, wenn das wirklich funktionieren würde, über irgendeine Autosuggestion.«

»Ja.« Wir biegen auf das Campusgelände der Universität ein.

»Für einen Muslim oder generell für einen Gläubigen«, sagt Chan, »bedeutet der Glaube die Hoffnung, von einem schlechten Zustand irgendwann wieder in einen besseren wechseln zu können.«

»Nimmt man in Asien trotzdem so viele Antidepressiva wie in Europa?«

»Ich wüsste nicht, dass hier weniger genommen würden. Das ist kein Widerspruch. Ein Medikament hilft demjenigen, der Depression vor allem als etwas Körperliches sieht. Wer sich in einem religiösen System befindet, wird davon Hilfe erwarten. Oder er nutzt beides.«

Wie jemand beiden Wegen folgen kann, das erscheint mir so unauflösbar und gleichzeitig deutlich wie der Zen-Koan *Wir kennen den Klang klatschender Hände, aber was ist der Klang einer einzelnen klatschenden Hand?*.

Kurz bevor wir halten, scheint Chan zu merken, dass er

mir noch einen praktischen Hinweis geben sollte. »Lies ›Franny und Zooey‹ von Salinger. Darin geht es um Depression. Es ist wirklich gut.«

(Nach den Untersuchungen, die ich anschließend lese, verordnen Ärzte in Südasien tatsächlich ungefähr so viel Antidepressiva und Stimmungsaufheller wie im Westen. Unterschiede bestehen eher zwischen alten und jungen Patienten; ältere bevorzugen Medikamente, die schon länger am Markt sind. Insgesamt richtete sich der Verbrauch vor allem nach dem Wohlstand. Wer von hundert Dollar im Monat lebt, wird sich die Pillen nicht leisten können.)

»Und weil du nach Tricks gefragt hast, nach Autosuggestion – die gibt es im Buddhismus. Ich kenne zwar keinen gegen Depression, aber einen wirklich guten Trick gegen Neid. Stell dir einfach die Person vor, die du beneidest, und wünsch ihr das Doppelte aller guten Dinge, die sie schon besitzt. Das löst deine negativen Gedanken einfach auf. Funktioniert immer.«

»Aha.«

Beim Aussteigen sage ich danke. Und wie ich mich hier überhaupt erleichtert fühle. Nackenschmerzen, Albträume, die Depression selbst, alles sei hier wie pulverisiert.

»Das ist das Wetter«, erklärt mir Chan. »Die Wärme.«

Wenn ich könnte, würde ich die Frage nach der Linderungswirkung von Glauben gern selbst klären. Nach meiner Vermutung verringert er vor allem die kleinen bis mittleren Schmerzen. Wahrscheinlich gehört die Grenze zwischen Gläubigen und religiös Unempfindlichen zu den letzten bedeutsamen roten Linien der Welt, und wer die doch dauerhaft überschreitet, neigte wahrscheinlich schon vorher zur jeweils anderen Seite. In den deutschen evangelischen Sing- und Krippenspielkirchen hatte ich diese Trennung nie so empfunden. Die Häuser des katholischen Originals sehe ich mir eher wie Museen an. Um nicht falsch verstanden zu werden, ich wehrte mich nie gegen eine Erfahrung, im Gegenteil, nichts wäre mir lieber, und sei es nur aus Neugier, als die Verheißung von Augustinus in der Praxis zu überprüfen: »Von göttlichen Dingen etwas zu verstehen, und sei es mit ganz bescheidenen und schwachen Gedanken, bereitet dem menschlichen Geist ein Vergnügen ohnegleichen.«

Grundlegend klärte sich mein Verhältnis zur Religion erst in der Altstadt von Jerusalem. Dort, auf dem großen Hof vor der Tempelmauer, auf dem Rekruteneinheiten der israelischen Armee marschierten und sich viele einzelne Kippaträger wie auf einer Bühne in Bewegung setzten, dort regte sich tatsächlich eine kleine mit Mystizismus gefüllte Blase in meinem Kopf, als Beweis, dass ich mich im stärksten religiösen Sendegebiet der Welt befand, aber sie regte sich schwach und ohne jede Entwicklungsaussicht. Ich machte also gerade an der Western Wall die Erfahrung meiner fast völligen Religionstaubheit, über die ich vorher nur spekulieren konnte. Als einzige Möglichkeit fiel mir das jüdische Privatgebet ein: »Gott, du erbarmst dich über wildfremde Menschen. Warum nicht über mich?«

Ich weiß, Unterweisungen für Jakobswegwanderungen gibt es mittlerweile auch für Agnostiker. Aber warum soll ich mich trotz mangelnder Begabung weiter um Transzendenz bemühen? Was hätte die Transzendenz je für mich getan?

Meine Vorträge liegen hinter mir, in den restlichen Universitätsveranstaltungen sitze ich nur noch in heißen, ventilatordurchquirlten Räumen. Wenigstens weht oben an einer durchbrochenen Wand oberhalb des Hörsaals ein warmer Wind.

Gegenüber gibt es eine Fahrschule, acht elefantengraue Lastkraftwagen rollen auf einem kreisförmigen Parcours über Betonrampen und durch Betonpollertore, langsam wie bei einer der Tai-Chi-Übungen am West Lake. Nur jahrelang den Weg perfektionieren, das wäre eine große Erneuerung des Fahrens. Jeder, nehme ich an, fände ein LKW-Kloster interessant.

Übrigens bin ich abergläubisch, ich folge also immerhin der Kretinform des Spirituellen. Im Gespräch mit Chan hätte ich nicht erwähnen sollen, wie gut es mir geht. Um mich herum schließt sich die Kapsel wieder, am selben Abend sitze ich wieder in dem abgeschlossenen Gehäuse und betrachte Saigon durch einen Sehschlitz, der mir nur einen verzerrten Ausschnitt übrig lässt.

Im Inneren von Kleiderschrank, Kleidersack und Jacke liegen meine beiden Tavoreinheiten, mit denen ich wahrscheinlich sofort wieder aus der Kapsel herauskäme. Ich habe Angst, sie zu nehmen. Natürlich würde das Angstgefühl sofort verschwinden, wenn ich eine oder wenigstens eine halbe geschluckt hätte. Laut Internetweisheit soll sie innerhalb von Minuten wirken. Suchtpotential sehr hoch nach allem, was Patienten und Expatienten in verschiedenen Internetforen schreiben.

Andererseits beruhigen mich die Pillen schon durch ihre Existenz, sie verkörpern auf simple Weise genau das gleiche Prinzip wie das Glaubenssystem für einen Gläubigen, nämlich die Hoffnung, laut Chan, einen besseren

Zustand zu erreichen. Zwei eingeschweißte Gipsstücke in der Innentasche hätten also gar keine schlechtere Wirkung auf mich. Übrigens weiß ich gar nicht, ob sich die Tabletten tatsächlich noch dort befinden, und ich habe auch nicht die Absicht, nachzusehen.

Stattdessen beschließe ich, mich einfach in die Hochhausbar gegenüber zu begeben und dort ein bisschen zu trinken. In der Lobby sitzen Chan und zwei andere aus unserer Gruppe. Keiner will mitgehen. Vermutlich habe ich gerade den überraschten und gleichzeitig enttäuschten Gesichtsausdruck einer Schildkröte, der ein kantonesischer Sudelkoch den Panzer aufhackt.

Wenn ein Westler im Anzug und mit büroklammergepressten zwei Millionen Dong in den Saigoner Abend startet, machen sich Stimmen hinter und neben ihm bemerkbar, während sich der Sprecher noch unerkennbar im Passantenschwarm bewegt. *Massage*, heißt es von rechts. Einer läuft schräg hinter mir, um mir erst eine Uhr und dann viele Uhren zu verkaufen.

»Ich hab schon eine.«

Okay. »Ein Mädchen«, sagt er mit fast unabweisbarer Logik. »Wirklich jung.«

»Das glaube ich.«

Vorbei an einer antiken Weltkarte à la Marco Polo, die sich als Wand aus liniengemasertem Speckstein zu erkennen gibt.

Noch einmal Massage von links, dann stehe ich im Sheraton. Von der Bar im 23. Stock aus betrachtet, breitet sich die Stadt als vorwiegend rot und weiß leuchtendes Muster aus. Wie in einem orientalischen Palast wechseln Fenster und kleine offene Galerien einander ab. Dort trennen nur Opalglaswände in Brustwarzenhöhe den Raum von der äußeren Hochhauskante.

In dieser Höhe der Stadt bewegt sich warme Luft in kleinen fächelnden Turbulenzen. Auf dem Bordstein in der Tiefe liegen selbst Papiertüten still.

Einen halben Meter unter der Außenkante liegen die Flachdächer halbrunder Erker, die jeweils im Abstand von einem Meter rund um das Haus dem zweitobersten Stock das Aussehen eines geriffelten Bandes geben, jedenfalls von der Straße aus gesehen. Es wäre eine leichte Übung, von der Bar aus auf ein Erkerdach zu klettern, aber schon deutlich schwerer, von einem Erker auf den nächsten zu springen. Aber genau das hatte jemand vor kurzem in Shanghai auf einem fast baugleichen Hochhaus getan. Einmal im Kreis, wie bei einer Meditation. Es gibt ein Video davon, in dem das alles unfassbar einfach wirkt, der Rhythmus von Laufen, Springen und Landen in hundertachtzig Metern Höhe. Möglicherweise hatte sich der sehr junge Fassadenkletterer die Bilder von den fallenden Büroangestellten des World Trade Center am 11. September nie angesehen, die David Foster Wallace beschreibt, aber beide Szenen hängen zusammen wie Parallelwelten, in denen jeweils das letzte Bild entscheidet. Nicht für die späteren Bescheidwisser, aber für diejenigen, denen wir dabei zusehen, wie sie sich eingeschmolzen in ihrer Gegenwart bewegen. Für wenige Sekunden existiert in den Videos ein merkwürdiger Gleichstand zwischen den Menschen auf dem Sims der geborstenen Fenster und dem glücklichen Springer. Beide befinden sich in der Schwebe, bevor ihre Zustände jeweils in ihre endgültige Gewissheit kippen.

Hinter den Hochhäusern ringsum leuchtet ein weißgelbes Viertel am Saigon River. Auf dem größten Boulevard der Stadt ganz in der Nähe laufen Paare, die langbeinige Schatten werfen. Innerhalb der Grüppchen bilden Paare immer die kleinste Einheit. Als hätte das jemand so bestimmt. Ich wünsche ihnen das Doppelte.

Wahrscheinlich führen bestimmte Pillen zur Sucht. Aber keine Sucht wirkt so stark wie der Wunsch, mit einem anderen zu konspirieren, von Kopf zu Kopf. Eine Verschwörung zum Austausch wechselseitiger Versicherungen, dass man den anderen in jeder Weise versteht. Eine Überkreuztherapie. Das ist eine egoistische Vorstellung, aber es gibt kaum selbstsüchtigere Menschen als Depressive. Sie klammern sich an jede Bindung, die sich ergibt.

Vor meiner Haustür in München fällt mir beim Schlüsselrauskramen eine kleine, nicht unbekannte Medikamentenpackung auf. Tatsächlich, auf dem Gehweg vor meinen Schuhen zwei eingeschweißte Tavor. Wer wirft denn Psychopharmaka auf den Bürgersteig vor das Kellerfenster? Wehe, ich war es selbst. Vermutlich, als ich das Telefon aus meiner Innentasche gezerrt hatte, bevor ich zum Flughafen aufgebrochen war. Beide Tabletten befinden sich wohlauf. Erstaunlich, dass in einer Woche niemand die kleinen kostbaren Dinger gefunden, weggekehrt oder, was eine der vielen Stadtmäuse hätte tun können, gefressen hat. Vor Jahren hatte ich einen interessanten Bericht über Labormäuse gelesen, die unter Einfluss von Angstlösern eine Art Schäkerei mit Katzen anfingen. Ich erinnere mich nicht mehr, wie die Sache ausging.

Das wäre eine gute Anekdote für später. Wie ich als Agnostiker einmal an Tabletten glaubte, die sechstausend Kilometer weit weg auf einem Bürgersteig lagen. Wie es mir damals nicht gutging. Ich würde beim Schreiben auch eine komisch eingefärbte Begebenheit daraus machen, falls sich herausstellt, dass die beschwerdelosen Zeiten nie wiederkommen.

Schon wer von sich erzählen kann, hat mehr oder weniger gewonnen. Auch wenn es vielleicht auf den ersten Blick nicht so aussieht.

Dank

Ich habe mir Mühe gegeben, Patienten, Ärzte und andere Figuren in meinem Text so weit zu entstellen, dass Außenstehende sie nicht erkennen können. Wenn also nicht jede Haarfarbe und jedes Alter stimmt, dann liegt eine Absicht darin. Hin und wieder habe ich auch nichts erfunden.

Meinen Mitinsassen und den Ärzten möchte ich für ihre Freundlichkeit und Geduld danken. Das Mantra *Wir werden alle wieder gut* führte überhaupt zu der Idee, dieses Buch zu schreiben.

Jeder Psychiatriepatient verdient, eine Atmosphäre zu erleben, wie ich sie erlebt habe.

Um freundliche Nachfragen zu beantworten: Mir geht es besser als vor einem Jahr.

Anmerkungen

1 »When the flames get close enough, falling to death becomes the slightly less terrible of two terrors. It's not desiring the fall; it's terror of the flames. And yet nobody down on the sidewalk, looking up and yelling ›Don't!‹ and ›Hang on!‹, can understand the jump.«

2 Shakespeare, Sonett 36. Karl Kraus: »Das Schicksal scheidet uns, laß mich's bekennen.« Stefan George: »Wir müssen sein wie zwei, laß mich gestehen.«

3 »A melancholy-looking man, he had the appearance of one who has searched for the leak in life's gas-pipe with a lighted candle.« (P. G. Wodehouse: »The Man Upstairs and Other Stories«)

4 Der Freiburger Kulturanthropologe Horst Figge weist darauf hin, dass sich Dürer bei der Notiz zum Todesdatum seiner Mutter auch vertan haben könnte und auf der Porträtzeichnung von Barbara Dürer nicht den Erchtag, also Dienstag vor der Kreuzwoche meinte, den 16. Mai 1514, sondern den Erigtag (Tag des heiligen Ericus), der auf den 17. Mai 1514 fiel. Tatsächlich heißt es in der Dürer'schen Familienchronik über den Tod der Mutter: »An einem erigtag, am 17. Tag deß Mai im 1514 jar ... ist sie christlich verschieden.«

Der Unterschied spricht allerdings nicht gegen die These, dass er das Sterbedatum der Mutter als 16. Mai 1514 entlang eines gedachten Fünfecks in dem magischen Quadrat chiffrierte, das der Polyederfläche mit dem Totenkopf entspricht. Erstens könnte Dürer dem Datum durch den Bezug auf den Heiligentag später in der Chronik eine höhere Bedeutung gegeben haben, zweitens kann er sich beim Eintrag in die Chronik auch nicht mehr ganz sicher gewesen sein, welcher Tag zutraf. Außerdem ließ sich keine 17 in das Quadrat integrieren.

5 »Such have the Moon, Saturn, Mercury misaffected in their genitures, such as live in over cold or hot climes, such are born of melancholy parents; as offended in those six non-natural things, are black or of a high sanguine complexion, that have little heads, that have a hot heart, moist brain, and cold stomach, have long been sick: such are solitary by nature, great students, given to much contemplation, lead a life without action, are most subject to melancholy.«

6 »This humor, in those of a melancholic temperament, besides other symptoms, generally occasion watching, timidity, a great depression of spirits, and sometimes very uneasy distracting thoughts.«

7 »One of the things that baffles me (and there are quite a few) is how there can be so much lingering stigma with regards to mental illness, specifically bipolar disorder. In my opinion, living with manic depression takes a tremendous amount of balls. Not unlike a tour of Afghanistan (though the bombs and bullets, in this case, come from the inside). At times, being bipolar can be an all-consuming challenge, requiring a lot of stamina and even more courage, so if you're living with this illness and functioning at all, it's something to be proud of, not ashamed of. They should issue medals along with the steady stream of medication.« (Carrie Fisher: »Wishful Drinking«)

8 »It's brillant, beeing depressed, you can behave as badly as you like.« (Nick Hornby: »High Fidelity«)

9 Die drei Erben borgen sich beim Nachbarn ein Kamel. Die nunmehr 18 Tiere lassen sich vorschriftsmäßig mit dem Rest von einem Kamel aufteilen. Und das bekommt der Nachbar zurück.

10 »I find a vast chaos of medicines, a confusion of receipts and magistrals, amongst writers, appropriated to this disease; some oft the chiefest I will rehearse.«

»Let him not be alone or idle (in any kind of melancholy), but still accompained with such friends and familiars he most affects, neatly dressed, washed, and combed, according to his ability at least, in clean sweet linen, spruce, handsome, decent, and good apparel; for nothing sooner dejects a man than want, squalor, and nastieness, foul, or old clothes out of fashion.«

»Garcias ab Horto makes mention of an herb called datura, wich, if it be eaten, for twenty-four hours following, takes away all sense of grief, makes them incline to laughter and mirth (...).

Ferner zählt Burton als anregendes Antidepressivum auf: »Turks have a drink called coffee (for they use no wine).« (Robert Burton: »Anatomy of Melancholy«)

11 »I don't like standing near the edge of a platform when an express train is passing through. I like to stand right back and if possible get a pillar between me and the train. I don't like to stand by the side of a ship and look down into the water. A second's action would end everything. A few drops of desperation.«

(Lord Moran: Winston Churchill. »The Struggle for Survival. 1940–1965«. Charles McMoran Wilson war von 1940 bis 1965 Churchills Arzt.)

12 Joakim Garff: *»Den søvnløse. Kierkegaard læst æstetisk«*

13 »The Kierkegaardian tempest needed Copenhagen's teapot. In the years of the great Dane's short and not entirely unhappy life, from 1813 to 1855, Copenhagen still had its medieval walls and numbered about a hundred and twenty-five thousand residents – one resident for every three of this exhaustive tome's nearly four hundred thousand words.« (John Updike: »Incommensurability: A New Biography of Kierkegaard«. In: The New Yorker 28. März 2005)

14 Robert De Rubeis, Jay C. Founier und Jan Fawcett kommen 2010 zu dem Ergebnis, dass bei sehr schweren Depressionen 32 Prozent der Patienten von Medikamenten profitieren, 18 Prozent von Placebos, bei schweren Depressionen lautet das Verhältnis 34 zu 27, bei leichten 45 zu 44. (Aus: »Antidepressant Drug Effects and Depression Severity«. University of Pennsylviana 2010)

15 You consider me the young apprentice
Caught between the Scylla and Charibdes.
Hypnotized by you if I should linger
Staring at the ring around your finger.
I have only come here seeking knowledge,
Things they would not teach me of in college.
I can see the destiny you sold
turned into a shining band of gold.

I'll be wrapped around your finger.
I'll be wrapped around your finger.

Mephistopheles is not your name,
I know what you're up to just the same.
I will listen hard to your tuition,
And you will see it come to it's fruition.

I'll be wrapped around your finger.
I'll be wrapped around your finger.

Devil and the deep blue sea behind me
Vanish in the air you'll never find me.
I will turn your face to alabaster,
When you'll find your servant is your master,

And you'll be wrapped around my finger.
You'll be wrapped around my finger.

Literatur

(Zur besseren chronologischen Einordnung nennt das Verzeichnis das Erscheinungsjahr und Titel der jeweiligen Originalausgabe)

Andrew Solomon: »The Noonday Demon. An Atlas of Depression«. Simon & Schuster, New York 2001
(Deutsch: »Saturns Schatten. Die dunklen Welten der Depression«. S. Fischer, Frankfurt am Main 2001)

David Foster Wallace: »Infinite Jest«. Little, Brown and Company, Boston 1996
(Deutsch: »Unendlicher Spaß«. Kiepenheuer & Witsch, Köln 2009)

Albrecht Dürer: »Vier bücher von menschlicher Proportion«. Bei Hieronymus Andreae, Nürnberg 1528

»Opera Alberti Dureri, Das ist, Alle Bücher des weitberühmbten und Künstreichen Mathematici und Mahlers Albrechten Durers von Nürenberg«. Arnhem 1604
(Neuausgabe Albrecht Dürer: »Schriften und Briefe«. Verlag Philipp Reclam jun., Leipzig 1982)

Igor Schestkow: »Dürers Melencolia mit den Augen eines Russen«. Verlag Schestkow-Epstein, Chemnitz 2001

Johann Christian Reil: »Rhapsodieen über die Anwendung der psychischen Curmethode auf die Geisteszerrüttung«. In der Curtschen Buchhandlung, Halle/S. 1803

Alexander Morison: »Physiognomy of Mental Diseases«. Longman & Co., London 1843

Robert Burton: »The Anatomy of Melancholy, what it is, with all handy cases, Symptomes, Prognostickes & Severall Cures of it«. Printed by John Lichfield and James Short for Henry Cripps, Oxford 1621
(Deutsch: »Anatomie der Melancholie«. Aus dem Englischen übertragen und mit einem Nachwort versehen von Ulrich Horstmann. Artemis Verlag, Zürich und München, 1988)

Holger Steinberg: »Kraepelin in Leipzig. Eine Begegnung von Psychiatrie und Psychologie«. Psychiatrie-Verlag, Bonn 2001

Peter Ansari: »Die Therapiegeschichte der Depression und die Einführung der antidepressiven medikamentösen Therapie in der BRD in der Zeit von 1945–1970«. Universität Hannover 2013

Christoph Mund/Peter Fiedler/Hermann Lang/Alfred Kraus: »Depressionskonzepte heute. Psychopathologie oder Pathopsychologie«. Springer Verlag, Heidelberg 1991

Lord Moran (Charles McMoran Wilson): »Churchill: The Struggle for Survive 1945–60«. Constable, London 1966

Thomas de Quincey: »Confessions of an English Opium-Eater«. Taylor and Henessy, London 1822
(Deutsch: »Bekenntnisse eines englischen Opiumessers«. dtv, München 1987)

Carrie Fisher: »Wishful Drinking«. Simon & Schuster, New York 2009

Irving Kirsch: »The Emperor's New Drugs. Exploding the Antidepressant Myth«. Basic Books, New York 2010

Joakim Garff: »Den søvnløse. Kierkegaard læst æstetisk«. C. A. Reitzel, Kopenhagen 1995
(Deutsch: »Kiergegaard«. Hanser, München 2004)

Friedrich Jahn: »Praktische Materia Medica«. Erfurt 1807

Karl Hans Jahnke: »Ein Brevier«. Künstlerhaus Bethanien, Berlin 2003

Ludwig Pongratz/Werner Traxel/Ernst Wehner: »Psychiatrie in Selbstdarstellung«. Hans Huber, Bern 1972

Harro Albrecht: »Schmerz. Eine Befreiungsgeschichte«. Pattloch, München 2015

Oliver Sacks: »An Anthropoligist on Mars«. Alfred A. Knopf, New York 1995
(Deutsch: »Eine Anthropologin auf dem Mars«. Rowohlt, Reinbek 1997)

Andrew Solomon

Saturns Schatten

Die dunklen Welten der Depression

Aus dem Amerikanischen von Hans Günter Holl

Band 15418

Andrew Solomon erkrankte mit dreißig Jahren völlig unerwartet an einer schweren Depression. Mit ungewöhnlicher Offenheit schildert der bekannte Autor den Verlauf seiner Krankheit. Damit gelingt es ihm, die Welt der Depression auch für Außenstehende erfahrbar zu machen. ›Saturns Schatten‹ bietet konkrete Hilfe und Information für Betroffene, darüber hinaus gewährt Solomons Buch Einblicke in eine fremde Welt, die leider für immer mehr Menschen zur Realität wird.

»Dieses Werk ist ebenso umfassend wie scharfsichtig. Es bezeigt sowohl das stumme Leiden von Millionen als auch den großen Mut des Autors, sich der Depression zu stellen.«

W. G. Sebald

»Dieses außergewöhnliche Buch ist eine Art Exorzismus gegen die Verzweiflung.«

Richard Avedon

fi 15418 / 1